ÉLÉMENS

DE

DE MÉDECINE-PRATIQUE,

SUIVIS

DE L'ÉLOGE DE M. F.-X. BICHAT.

ÉLÉMENS

DE

MÉDECINE-PRATIQUE,

SUIVIS

DE L'ÉLOGE DE M. F.-X. BICHAT;

Par M.ʳ J.-L.-M. MENARD,

*Docteur en Médecine de l'ancienne Université de Montpellier,
Bibliothécaire de la Faculté de médecine de cette Ville, et
Médecin de l'Hospice de Charité.*

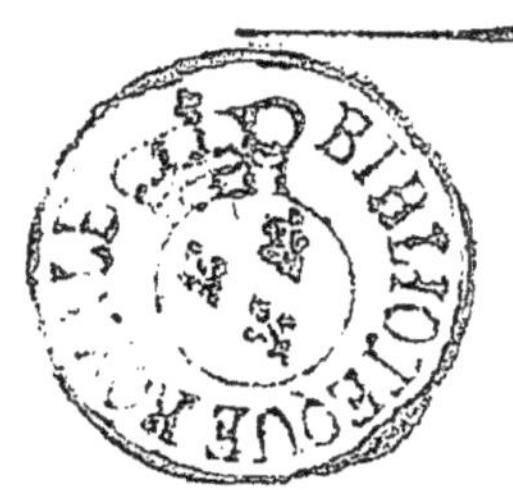

A PARIS,

Chez TOURNACHON-MOLIN ET H. SEGUIN,
Libraires, rue Savoie, N.º 6.

A MONTPELLIER,
Chez Aug. SEGUIN, Libraire, Place-Neuve.

1819.

INTRODUCTION.

Pour peu, dit un auteur moderne, qu'on
étudie avec attention l'animal dans l'état de
santé, on est singulièrement frappé, bien
moins encore de l'excellence et de la variété
de ses fonctions, que de l'ordre dans lequel
elles se succèdent ; de la dépendance qui les
subordonne les unes aux autres, et du secours
qu'elles se prêtent mutuellement pour concourir au même but. C'est cet accord et cette
harmonie vraiment palpables qui ont forcé
tous les médecins philosophes à reconnoître
dans l'animal vivant ce principe unique de la
vie ; principe également présent dans toutes les
parties de l'animal ; principe qui produit en
lui tous les mouvemens, qui les soutient,
qui les dirige et qui les fait tous converger
vers la longevité.

Laissons les auteurs le désigner (1) tour

____

(1) Sans rien décider sur la nature de ce principe moteur
dont l'existence ne peut être méconnue, le médecin dogmatique l'étudie dans ses résultats, s'applique à connoître les

à tour par les noms d'Entélechie, d'Impetum faciens, d'Archée, d'Ame animale, sensitive ou irrationnelle, de Principe vital, d'Excitabilité, etc. Si, dans cette production, comme dans le cours de la précédente (1), nous avons cru, par préférence, devoir nous servir du mot Nature, c'est uniquement pour nous conformer à un langage usité chez les anciens, et consacré, de plus, par les médecins observateurs de tous les temps ; car, d'ailleurs, peu importent les noms, pourvu qu'on s'accorde sur les choses, et qu'on veuille reconnoître avec nous, dans le corps vivant, un principe actif, une cause efficiente de tous les mouvemens, de toutes les résistances, et de tous les efforts qui supposent essentiellement la vie.

En effet, soit que fixant nos yeux sur l'homme, nous le considérions dans l'état sain, ou dans un état de désordre et de maladie, nous apercevons cette nature, en vertu des

----

phénomènes qui en dépendent, suit leur filiation, tâche de découvrir les divers rapports qui les lient entr'eux, et en tire de justes conséquences qu'il fait servir à l'avantage et aux progrès de l'art.

(1) Voyez notre Essai de matière médicale et de thérapeutique.

lois primordiales qui la font agir (1), comprenant dans son domaine toutes les parties du système vivant, embrassant tout, remplissant tout de son influence, s'acquittant de ses devoirs avec ordre et exactitude ; luttant avec activité contre les agens ennemis qui l'environnent ; présidant en un mot à toute l'économie animale, depuis le premier instant de la formation de l'homme jusqu'au terme nécessaire et inévitable de sa destination physique : entrons dans quelque développement.

Destiné à vivre dans un milieu où sans cesse il se voit entouré d'objets utiles ou nuisibles à sa conservation, l'homme devoit être conformé nécessairement, de manière à pouvoir se déplacer pour éviter les uns et pour se rapprocher des autres : des os et des muscles lui furent donnés à cette fin.

On sait que les os sont les parties les plus dures et les plus compactes des corps animés; ce sont eux qui donnent la figure à ces corps; ce sont des espèces de leviers mobiles les uns

---

(1) Lois émanées du Créateur qui, en formant l'homme, donna à ses organes cette force, cette activité, cette puissance de se conserver et de se défendre contre ce qui porte atteinte à la vie.

sur les autres, dans un nombre inassignable de combinaisons. Faits pour soutenir les parties molles, ils devoient présenter différentes formes, en même-temps qu'ils devoient être plus ou moins solides et compacts, à raison des grands efforts qu'ils avoient à supporter. On les voit pourvus à leurs surfaces d'éminences et de cavités qui concourent à rendre le jeu des articulations plus juste, plus sûr et plus facile.

Ce n'est pas sans des vues particulières qu'on les trouve creusés à l'intérieur. L'objet de cette concavité n'étoit pas seulement de les rendre plus légers sans rien diminuer de leur fermeté; mais encore de contenir la moëlle qui, en les humectant, les empêche d'être aussi fragiles et cassans qu'il l'eussent été par leur fermeté seule (1).

Les extrémités des os mues les unes sur les autres, se seroient nécessairement usées à la suite des frottemens réitérés auxquels elles sont exposées, si, pour parer à cet inconvénient,

______

(1) On peut en juger par l'observation qu'on a fait tant de fois de leur fragilité, quand la moëlle est épuisée ou qu'elle a perdu sa consistance huileuse; comme dans les maladies scorbutiques et vénériennes, dans les vieilles gens, ou dans les os qui ont été privés de cette huile par le feu ou par l'eau.

les extrémités n'avoient été recouvertes par des cartilages qui sont des parties du corps solides, élastiques, blanches, et les plus compactes après les os.

Mais le mouvement qui détruit tout eût encore rendu ce moyen insuffisant, si ces mêmes extrémités n'avoient été, de plus, arrosées, humectées par la synovie que des vaisseaux voisins y distillent sans cesse, et qui s'y trouve contenue par des membranes capsulaires dont l'usage tout à la fois est d'empêcher cette humeur de sortir de l'articulation, et d'assujétir les os articulés dans leur situation respective.

Maintenant, si indépendamment de ces considérations générales, on réfléchit que le travail caché qui s'applique à la formation et à l'accroissement des os, tantôt est en pleine vigueur, et tantôt se ralentit et semble tout à fait s'assoupir pour reprendre une action nouvelle; si l'on observe, en outre, que certaines parties, telles que les condyles de l'os occipital, les têtes, les tubérosités des côtes sont à l'état d'apophyses dès la naissance même, tandis que les extrémités des autres os restent cartilagineuses long-temps après cette époque; si l'on remarque, de plus,

que ce n'est qu'au septième mois de la vie,
que les dents poussent, que les sinus se développent ; si l'on examine, enfin, et la forme
constante des os, et ces proportions exactes,
régulières que présentent leurs éminences,
leurs cavités, etc. ; loin de rapporter ces phénomènes à des causes purement grossières et
mécaniques, ne sera-t-on pas nécessairement
forcé d'admettre un principe d'action, qui, par
une suite de mouvemens vitaux, tend vers un
but déterminé, et qui règle, dispose la conformation des parties, d'après les fonctions ou
les besoins du corps vivant ? (1).

Ainsi assemblés et unis, les os sont mus
en différens sens par les muscles qui s'y
attachent, et par lesquels on désigne ces
corps molasses, rouges chez les animaux
à sang chaud, susceptibles de contraction,
formés de différentes fibres unies entr'elles
et disposées dans une direction parallèle.
Ces organes dans leurs extrémités se terminent, comme on sait, ou sous la forme d'ex-
pansions membraneuses, ou sous celle de
cordons d'un blanc éclatant glacé de bleu,

____

(1) La force qui est dans la semence suit l'impression du
commandement qui lui a été fait par le Créateur et ne va
point au-delà (Apol. pour les méd. ; édit. d'Amoreux, p. 129).

qui ont reçu le nom de tendons. Par-tout où on les trouve, observe Monro, on peut en conclure que c'est un signe qu'il y a plus d'effort, plus de frottement et plus de compression dans cette partie du muscle que par-tout ailleurs.

La nature tendant toujours à produire les plus grands effets, et un plus grand nombre d'effets avec le plus petit nombre d'instrumens possible, on cesse dès-lors d'être étonné, et on ne se demande plus la raison pourquoi l'on voit ici des muscles couchés les uns sur les autres, et plus ou moins cachés les uns par les autres, là d'autres muscles se terminant à des parties molles, et tels autres à des parties dures; pourquoi ceux-ci sont attachés par leurs extrémités à une seule partie, et ceux-là insérés à plusieurs; pourquoi les uns s'étendent en ligne droite, et d'autres se courbent autour de la partie à mouvoir comme autour d'une poulie; pourquoi d'autres passent sur plusieurs parties mobiles pour aller s'insérer au-delà, et d'autres s'attachent simplement à deux parties unies immédiatement ensemble et mobiles l'une sur l'autre, etc.

Ce sont les muscles qui modifient les contours des os, leurs formes et leurs éminences; c'est par l'action de ces organes, par leur réunion ou leur opposition différente, que les mouvemens s'exécutent chez tous les êtres animés dont se compose le vaste champ de la création ; par eux que l'homme se tient debout, marche, court, et saute ; que le quadrupède va d'un pas ordinaire, trotte, ou galoppe ; que les oiseaux volent dans les airs, montent, planent, s'abaissent et marchent ; que le poisson nage, s'arrête et se dirige à volonté.

C'est par l'action des muscles, qu'on explique également dans les reptiles et les ondes qu'ils forment, et la manière admirable dont ils sautent, s'élancent ou se suspendent ; dans les insectes, leur marcher, leur saut et leur vol ; dans les vers, la manière dont ils rampent à l'aide d'un mouvement péristaltique, ou en soulevant une partie de leur corps en forme d'arc ; dans les polypes, la manière dont ils s'accrochent par leurs queues ou par leurs bras, ou dont ils forment avec ces derniers une sorte de roue, dont le mouvement est très-rapide.

C'est par l'exercice, qui n'est autre que l'action musculaire ménagée à propos, que l'homme de l'art rend le cours du sang et des humeurs plus libre, qu'il favorise les sécrétions et les excrétions, entretient le corps dans l'état brillant de santé, le préserve d'un grand nombre de maladies, et le guérit de beaucoup d'autres.

Mais quelque sagesse que l'on découvre dans cette construction de leviers, de cordes, de poulies, de poids et de contre-poids, qui obéissent aux lois de l'équilibre et du mouvement, et font du corps humain un tout si bien proportionné; sans le secours des nerfs, cette machine admirable eut été dépourvue de sentiment; sans le secours des vaisseaux, elle n'eut pu, ni se nourrir, ni réparer les déperditions qu'elle éprouve à chaque instant de la vie.

Ici d'autres objets intéressans se présentent à notre attention : Placé dans la tête pour présider à tous les organes, le cerveau n'offre en apparence, à l'œil de l'observateur, qu'une masse inerte, molle et informe, d'une couleur d'un rouge cendré dans presque toute sa surface externe, et très-blanche dans tout son intérieur.

C'est de cette portion blanche ou médullaire que se détachent des filamens blancs, très-mous dans leur origine, et qui partent de divers points pour converger et former ces cordons appelés nerfs, lesquels à leur sortie du crâne et de l'épine, vont s'épanouissant jusqu'aux extrémités pour y remplir les diverses fonctions auxquelles ils sont destinés; les uns réfléchissent les atomes imperceptibles de la lumière, et les autres, les vibrations des corps sonores; ceux-ci ne sont ébranlés que par les particules odorantes; ceux-là, par les molécules sapides qui se détachent des alimens et des liqueurs; d'autres, dispersés sur toute la surface de la peau, sont heurtés par le contact et ler parties grossières des corps solides; tous enfin, par une heureuse influence, portent et entretiennent le sentiment dans toutes les parties du corps vivant.

Mais ce corps avoit des besoins, et il falloit y pourvoir. Les alimens dont il se nourrit, ayant été préalablement mâchés dans la bouche, pénétrés, humectés, ramollis par l'humeur salivaire que des glandes y dégorgent, se portent immédiatement dans l'estomac, pour y être soumis à l'action dissolvante des sucs gastriques, que favorisent encore les mouvemens oscillatoires de ce viscère et une douce chaleur du lieu.

Là, réduits à une pâte chymeuse, ils passent sous cette forme dans le premier des intestins grèles, où un nouveau travail les attend, de la part de la bile et du suc pancréatique que des canaux particuliers y déversent.

Bientôt le chyme précipité, décomposé, se sépare en deux portions, l'une solide et l'autre liquide; celle-là, connue sous le nom d'excrémens, destinée à être rejetée par l'anus, et qui est de nature à ne pouvoir servir d'aliment; celle-ci, appelée chyle, liqueur blanchâtre, émulsive, d'une saveur sucrée qu'absorbent pour la transmettre au sang, des vaisseaux capillaires ouverts de toutes parts dans le tube intestinal.

Avant que ce suc, précieux résultat de la digestion, soit porté, par le cœur, jusqu'aux extrémités du corps, il parcourra préalablement les poumons, pour y subir une autre élaboration dont l'effet sera de le rendre plus analogue au sang avec lequel il doit bientôt se mêler et se confondre.

Les mouvemens constans et successifs qui composent la respiration, l'influence de cette fonction importante sur l'économie animale, les changemens que l'air inspiré opère sur le sang, et ceux que ce dernier éprouve lui-même, sont autant d'objets intéressans, sur lesquels s'exerce le physiologiste, ainsi que de nouvelles preuves des moyens qui concourent à la conservation des Êtres animés.

Le cœur, situé dans la poitrine, nous présente à l'examen, des cavités garnies de soupapes qui sont construites et placées, de manière qu'en donnant issue au sang, elles s'opposent au mouvement retrograde de ce fluide.

On voit partir de ce viscère deux grands vaisseaux destinés à transmettre le sang aux poumons et à tout le reste du système. Tout le sang porté par les artères, ne revient pas par les veines ; et tandis qu'une partie retourne au cœur, l'autre plus affinée par le travail de la vie, se répand dans le tissu des organes, s'applique à leur propre substance, s'identifie avec eux, réparant ainsi les pertes journalières des différentes parties du corps vivant, sans toutefois que ces mêmes parties cessent un seul instant de conserver leurs formes, au milieu des compositions et des décompositions qui se succèdent et se répètent sans interruption.

Ce ne sont pas là les seuls vaisseaux : du tissu cellulaire même qui, semblable à une toile, recouvre toutes les parties et de certains corps glanduleux, on voit partir d'autres vaisseaux transparens, tant par rapport à ce que leurs parois sont minces, que par rapport aux humeurs qu'ils charrient ; je veux parler des vaisseaux lymphatiques ou absorbans, sur lesquels les expériences du médecin de Sienne ont répandu un si grand jour. Ces vaisseaux purement veineux s'ouvrent sur toutes les surfaces et dans toutes les cavités ; ils sont destinés à absorber et à porter dans la masse du sang les fluides chargés de l'entretien et de la réparation du corps et les débris qui résultent de sa continuelle décomposition ; ils absorbent en outre toutes les humeurs quelconques épanchées ; leurs troncs auxquels tous les rameaux se réunissent, s'ouvrent dans de grosses veines ; et c'est avec raison que le célèbre Vicq-d'Azir les regardoit comme un système particulier de veines séreuses, surajouté à celui des veines sanguines.

D'après ce que nous avons dit , on ne sauroit méconnoître l'influence de l'estomac, du cœur et du cerveau , sur l'économie animale. Centres de vitalité, l'un prépare les sucs alibiles, l'autre rechauffe et nourrit, et le troisième maintient dans tous les organes le ton naturel et le sentiment.

Constamment occupée de la conservation des individus, c'est vers cet objet que la nature dirige ses efforts ; sans cesse elle s'occupe de maintenir dans le système cet équilibre parfait qui constitue la santé ; avec quel soin elle sépare de la masse du sang les humeurs hétérogènes qui pourroient la vicier et la corrompre ; cette rosée habituelle qui s'exhale par les pores de la peau ; ces urines qui charrient avec elles un résidu terrestre et grossier ; cette mucosité qui s'écoule par le gosier et les narrines, etc. Que sont-elles ces excrétions aux yeux de l'observateur, si non autant de preuves des vues sages et bienfaisantes d'une puissance conservatrice, puisque dès l'instant où ces excrétions s'arrêtent, les fonctions se troublent, la santé s'altère et la maladie s'établit.

Mais ce n'est pas à conserver l'une seulement que la nature s'attache ; elle se propose encore par tous ses moyens de prévenir ou de guérir l'autre. *Non solum sanum animal tuetur, sed etiam ægroto sanitatem restituit. Gal. de morb. vulg.*

Sans doute l'homme n'eut jamais éprouvé de maladies, si l'énergie de la nature avoit été infinie, ou qu'elle n'eût éprouvé aucun obstacle dans son activité : mais d'un côté les forces de cette dernière sont limitées, et de l'autre les agens contre lesquels elle lutte, et les obstacles qu'elle rencontre se multiplient à chaque pas.

Obstacles du côté de l'air qu'on respire. Tantôt par une impression froide et sèche, il rehausse vicieusement le ton des solides, condense les humeurs, et donne naissance aux maladies inflammatoires : tantôt, agissant par sa chaleur excessive, il exalte la bile et jette dans le système, le germe dangereux des fièvres bilieuses, putrides et malignes ; tantôt, diminuant par son humidité l'élasticité naturelle de la fibre, il arrête l'humeur perspirable, la fait refouler à l'intérieur et produit la série des maladies muqueuses et catarrhales. Indépendamment de l'action que l'air exerce par ses constitutions passagères, on sait encore que ce fluide porte en soi les élémens cachés et destructeurs d'une infinité de maladies épidémiques, contagieuses, pestilentielles, graves et essentiellement meurtrières.

Obstacles du côté des alimens et des boissons. Outre les mauvais effets qui résultent de leur abus ou du rafinement dans leur apprêt, combien d'autres qui proviennent de leur altération naturelle, ou de celle qu'ils éprouvent dans les viscères qui les reçoivent.

Obstacles du côté des affections de l'âme qui nous minent et nous consument. La joie nous transporte, la colère nous anime, la tristesse nous abat, l'envie nous dessèche, l'amour nous enflamme, les craintes nous déchirent, les chagrins nous désolent, l'ambition nous consume, etc.; n'est-ce pas à l'influence des passions qu'il faut rapporter ces maladies nerveuses, si communes de nos jours et qui semblent nous préparer tous les dégoûts d'une vieillesse anticipée.

Obstacles du côté des veilles et des exercices immodérés qui nous épuisent; du côté du repos et de l'inaction qui nous rendent pesans et inhabiles à remplir les fonctions de l'esprit et du corps.

Obstacles du côté des humeurs qui, soit retenues et supprimées, ou péchant par une évacuation surabondante, soit à raison des diverses altérations dont elles sont susceptibles, sont une source de désordres dans l'économie animale, et entraînent après elles une suite de maladies chroniques plus ou moins graves, et irrémédiables.

Telle est cependant la conduite officieuse

de la nature par rapport à nous, qu'après avoir tout fait pour conserver le corps dans l'état sain, elle s'efforce encore de repoussser loin de lui tous les agens capables de porter atteinte à son intégrité. L'instant de l'attaque est pour elle celui de la défense.

Supposons en effet que l'air atmosphérique empreint d'une mauvaise qualité, porte ses impressions sur l'estomac ; on dirait dès ce moment, observe M. Clerc, que la nature donne le signal pour former une conspiration générale contre l'hétérogène nuisible. Pas un nerf, une fibre, une partie qui, relativement à leur composition, et d'une manière qui leur est propre, ne tendent à chasser hors du corps le poison meurtrier qui est la cause du trouble. Les éternûmens, les baillemens, les soupirs, les nausées, les soulèvemens d'estomac, le vomissement ou les évacuations alvines, sont autant de ressources et de moyens que le principe conservateur emploie pour débarrasser l'organe.

Combien de fois justement alarmé pour un sujet, chez qui s'offroient déjà tous les symptômes d'une maladie funeste, n'a-t-on pas vu le calme se rétablir par une évacuation que la nature avoit heureusement suscitée.

Ici c'est une pleurésie dont la guérison s'opère par un flux de sang; là une frénésie qui cède à une sueur copieuse subitement apparue; plus loin c'est une fièvre bilieuse qui a été jugée par des vomissemens et des selles spontanés; plus loin encore c'est une fièvre putride que des urines critiques ont décidément emportée. En lisant attentivement la 3.me constitution décrite dans le premier livre des épidemies d'Hippocrate, on voit que les fièvres ne se terminèrent point, sans que les malades eussent éprouvé une grande hémorragie nasale, ou des déjections alvines, ou une excrétion abondante d'urines chargées. D'autres fois, moins heureuse ou moins puissante, la nature détermine un dépôt; chasse les humeurs du centre à la superficie sous la forme de boutons, de pustules, d'efflorescences miliaires, etc., avec démangeaison à la peau.

Je sais que des enfans dénaturés ont osé méconnoître leur mère et lui ôter un pouvoir dans les maladies que l'expérience ne sauroit lui refuser; mais je demande à ces pyrrhoniens ce qu'on doit penser de la fièvre, et ce qu'elle est le plus souvent entre les mains de la nature, sinon un instrument puissant, comme nous le verrons ailleurs, dont elle se sert pour soumettre et expulser le principe morbifique.

Je leur demande, à qui doivent être rapportés le travail salutaire de la coction et ces changemens qui s'opèrent dans les humeurs; changemens qu'il est impossible de méconnoître pour peu qu'on observe avec attention les différentes excrétions qui ont lieu dans le cours d'une maladie.

Je leur demande, de quelle source partent ces mouvemens critiques qui tantôt éclatent par le trouble et le bouleversement de toute la machine, et tantôt ne se manifestent que d'une manière douce et par degré.

Je leur demande, enfin, quel autre principe nous inspire si souvent dans les maladies, le goût des alimens et des remèdes qui conviennent pour seconder ses vues salutaires.

D'où je conclus ici, comme je l'ai fait ailleurs, que le devoir essentiel du médecin par rapport à la nature, est de bien l'observer et la suivre pas à pas, puisque c'est en cette étude que consiste le véritable moyen, et de connoître les maladies, et de les traiter avec succès.

Et voilà ce que j'entends par médecine d'observation ; cette médecine qui, attentive à tous les mouvemens de la nature, et s'attachant essentiellement à connoître le but où tendent ses efforts dans les maladies, sait respecter ces mêmes efforts, lorsqu'ils sont au degré d'activité et de proportion nécessaires, les réprimer s'ils deviennent trop violens et trop impétueux; les augmenter, s'ils manquent d'énergie ; les détourner, lorsqu'ils sont dangereux.

Non, sans doute, agir dans ces derniers cas, et agir d'une manière active, ce n'est point contrarier la nature, mais c'est toujours la servir, puisqu'on n'agit que dans ses intérêts, et conformément aux véritables indications (1) ; et c'est d'après de tels principes

____

(1) Ces paroles suivantes d'un Espagnol, recommandable par son esprit d'observation, ne sauroient être assez méditées...

Para que el medico lleve bien fundados sus discursos, es necessario que primeramente observe con mucha atencion los movimientos, y acciones de la naturaleza, los varios modos con que ésta produce sus efectos en distintas edades, en distintos temperamentos, en el tiempo de la salud, y en el

que se comporta toujours le père, le fondateur de la médecine, comme il sera dit ailleurs.

Sa doctrine est solide et inébranlable, parce qu'elle eut pour base l'observation et l'expérience qu'il puisa dans la nature même ; et elle est parvenue jusqu'à nous telle qu'elle sortit des mains de son auteur, parce qu'il n'est donné qu'à la vérité de traverser la nuit des siècles, victorieuse de tous les obstacles et de tous les événemens. Si les médecins qui sont venus après ce grand homme s'étoient

---

de la enfermedad ; de modo que las mismas operationes de la naturaleza, bien observados han de servir de axiomas, y principio en que han de fundarse los discursos (Piquer. tratad. de las calenturas, pag. 11).

Je n'insiste, a dit un médecin philosophe moderne, que pour démontrer combien la nature a de moyens pour lutter victorieusement contre l'influence nuisible des agens qui tendent à la destruction du corps. Je veux sur-tout que l'on voie clairement que c'est toujours cette puissance médicatrice qui opère la guérison des maladies, qui conserve la santé, qui caractérise les époques des âges, la marche des fonctions organiques, etc. etc. Une fois convaincu de cette vérité, il en résultera que l'on mettra plus de confiance dans les ressources de la nature, que l'on s'attachera davantage à connoître ses moyens, et qu'en se rapprochant ainsi de la méthode d'Hippocrate, on finira par s'approprier la bonne manière de raisonner en médecine.

montrés fidèles à marcher sur ses traces, les choses, j'ose le dire, en seroient de nos jours sur un pied bien différent, et nous n'aurions point à gémir sur le peu de progrès de nos connoissances médicales (1).

En nous expliquant du reste sur ce que les médecins observateurs entendent par nature ou principe de vie dans l'homme, nous n'avons point prétendu faire mention du don précieux et magnifique qu'il reçut en partage des mains du Créateur, lorsque lui seul ici bas fut doué d'une âme pensante et immortelle, émanation de la divinité même. Oh! combien l'on aviliroit le plus auguste des êtres, si ne jugeant de lui que par les fonctions qui s'exercent dans son corps, et dans celui de l'animal, on osoit l'assimiler à ce dernier, tandis qu'il est d'une nature si différente, si distinguée et si supérieure à celle des bêtes,

---

(1) Je l'ai dit, et je le répète, c'est à l'observation clinique seule, que la science doit ses véritables progrès, et ce n'est qu'avec son secours qu'elle pourra en faire de nouveaux. De tous les auteurs, disoit Morton, aucun n'a enrichi la médecine, excepté les praticiens qui ont laissé des observations fidèles, et décrit exactement l'histoire des maladies.

qu'il faudroit être aussi peu éclairé qu'elles pour oser les confondre ensemble.

Sans doute en comparant l'homme avec l'animal, on trouvera dans l'un comme dans l'autre des os, de la chair, du sang, des organes et des fonctions qui se ressemblent, etc.; mais qu'on ne s'y trompe point, ce n'est là dans l'homme que la plus vile portion de lui-même, que son écorce, si l'on peut s'exprimer ainsi, qu'une enveloppe grossière et périssable. Ce qui le constitue véritablement ce qu'il est, ce qui le place au premier rang et lui assure à jamais sa supériorité sur tous les êtres vivans, c'est, je le répète, cette âme si riche et si belle, cette âme raisonnable, née des cieux et qui doit y retourner.

« O homme ! s'écrioit avec enthousiasme le célèbre chantre des nuits, que de richesses j'aperçois dans tes sens ; la terre et les cieux sont leur domaine ; tu jouis par leur secours de tous les biens divers que produit la nature ».

« Que de richesses dans ton imagination ! l'Univers est trop resserré pour elle, elle s'échauffe, se féconde et en enfante un nouveau plus beau que le premier ; elle franchit les limites des temps et des lieux, s'élève à son gré , plonge dans l'abîme , parcourt les plaines de l'espace , et enferme dans une pensée tout le champ de la création ».

« Quel trésor dans ta mémoire ! Elle rend l'existence aux siècles qui ne sont plus, redonne un corps aux êtres évanouis, fait passer dans l'image les couleurs et la vie de l'objet , fait redire au présent les destins du passé ».

AVERTISSEMENT.

Lᴇs Élémens de médecine-pratique annoncés l'année dernière, dans notre essai de matière médicale et de thérapeutique, et que nous mettons au jour, renferment dix chapitres.

Le premier est consacré à parler de l'étiologie ou des causes prochaines et éloignées des maladies, dont la connoissance intéresse si essentiellement le praticien.

Le second traite des divisions des maladies d'après leur nature, la variété de leur cours, leur type, leur origine, le siége qu'elles occupent, leurs symptômes, leur intensité et leur danger, ainsi que d'après les saisons, les différens âges de la vie, les professions, etc.; cette matière étoit susceptible de détails importans à connoître pour le médecin jaloux de son art.

Le troisième chapitre est relatif à la marche des maladies considérées dans leur invasion, leur progrès, leur terminaison ; on y trouve successivement tracés les caractères de leurs périodes et les différences qui distinguent et séparent chacune d'elles.

Le quatrième est destiné à parler des jours décréteurs des maladies ; l'auteur ne se décide point dans une matière de cette importance, mais par le tableau rapide et comparatif qu'il y donne des médecins qui ont suivi cette doctrine, et de ceux qui l'ont rejetée, le lecteur jugera de quel côté se trouve l'avantage.

Le cinquième embrasse les signes de maladies, cette partie fondamentale de l'art de guérir et sans laquelle il n'existeroit pour nous, à proprement parler, ni maladie, ni médecine.

Le sixième a pour objet les constitutions de l'air et leur influence sur les maladies. Tous les médecins savent combien il est essentiel d'étudier les constitutions médicales, si l'on veut être à même de démêler le génie et la nature des affections régnantes.

Le septième chapitre traite de la fièvre dans les maladies. Personne n'ignore que ce phénomène doit être bien autrement considéré, suivant qu'il est moyen médicateur, ou une fonction pénible et fatigante pour le corps, ou bien un symptôme prédominant et dangereux ; ce sujet intéressant amenoît naturellement à parler du type des maladies, et à réveiller l'attention des médecins sur ce signe important, peut-être trop négligé de nos jours.

Le huitième et le neuvième présentent des aperçus généraux sur les maladies des solides et des fluides, et sur leur traitement ; on a fait en sorte de n'y exposer que les principes les plus sages, reçus et enseignés dans les écoles modernes.

Le dixième et dernier chapitre traite du régime diététique dans les maladies et plus particulièment de ce qui concerne l'air, l'exercice et les alimens dans le traitement des affections aiguës et chroniques.

Ces élémens sont terminés par un éloge de Bichat, où l'on trouve des notes intéressantes sur la vie et les ouvrages de ce jeune et savant médecin qui honora son art par ses talens et ses vertus.

ÉLÉMENS

DE

MÉDECINE-PRATIQUE.

CHAPITRE I.er

Des causes des maladies.

Sɪ la physiologie et l'hygiène traitent de la
santé et des moyens de la conserver, la pathologie considère l'homme dans l'état de
maladie ; elle nous enseigne à connoître la
forme, le cours, la nature et les causes des
dérangemens auxquels il est exposé.

Cette partie de l'art dé guérir se divise en
générale et en spéciale, ou particulière.

La pathologie générale comprend les notions
qui appartiennent à toutes les maladies ; la
pathologie spéciale ou la nosologie, bien plus
étendue, donne l'histoire de toutes les maladies
en particulier, assigne leurs genres, leurs
espèces, leurs causes, leurs pronostics, la

prophilactique, et la méthode curative propre à chacune d'elles.

Nous venons de voir le principe de la vie présent sans cesse et en action dans toutes les parties du corps vivant, donnant à chacune d'elles la consistance, la structure, la forme qui leur est propre; déterminant et entretenant par-tout le mouvement et la chaleur; formant enfin le corps, le développant, le renouvelant et le réparant dans tous les instans de sa durée.

Tant que ce principe jouit de son entière liberté, tant que son énergie se trouve en rapport avec les agens chimiques et physiques qui l'environnent sans cesse, et dont il contrebalance l'action, il imprime aux solides et aux fluides, les qualités et les mouvemens qui leur conviennent, conserve entr'eux une harmonie complète, les fonctions s'exercent avec ordre, constance, facilité et gaîté, la santé est parfaite.

Mais lorsque ces mêmes agens, par leur action violente ou insolite, produisent un trouble plus ou moins considérable dans l'ordre des mouvemens vitaux, les solides et les fluides s'altèrent, leur équilibre se détruit, les fonctions s'exercent avec peine, la maladie s'établit.

On peut donc définir celle-ci une affection

du principe de vie *(affectus vitæ)*, qui nous sera sans doute toujours inconnue dans son mode et dans son essence, mais appréciable par ses effets qui consistent dans l'altération des solides et des fluides, et dans la lésion plus ou moins considérable d'une ou de plusieurs fonctions de l'économie vivante.

S'il est fait mention de la vie dans cette définition, c'est non-seulement parce que la maladie ne seroit pas plus concevable sans elle que la santé, mais encore pour prouver qu'il existe dans les maladies un principe dont nous avons parlé, principe distinct de la cause morbifique, et dont le médecin doit s'attacher sur-tout à observer, discerner et diriger avec soin les mouvemens.

Les phénomènes ou symptômes d'une maladie sont les effets, les dérangemens sensibles produits immédiatement par la présence de cette dernière; ils la suivent comme l'ombre suit le corps; ce seroit se tromper que de les prendre pour la maladie même, parce qu'ils sont unis, naissent, durent et finissent avec elle.

Toutes les fois qu'on observe dans le corps humain plusieurs phénomènes ou effets liés ensemble et dépendans d'une cause commune, on peut dire que la maladie est simple.

Losqu'on observe un certain nombre de

phénomènes qui ne sont point liés ensemble, mais dont une partie tient à des causes différentes et indépendantes de celles qui produisent l'autre partie, l'idée ou l'ensemble de ces phénomènes contre nature, porte le nom de maladie compliquée.

Chaque maladie a sa cause déterminée par laquelle elle est nécessairement produite; cette cause varie dans les maladies de nature différente, au lieu qu'elle est la même dans celles qui sont de même nature, lors même qu'elles occupent différentes parties du corps.

On conçoit qu'il n'est question ici que de la cause prochaine de la maladie, la seule qui mérite, à proprement parler, le nom de cause, et non moins importante que trop souvent difficile à découvrir.

Pour parvenir à la connoissance de cette cause dont nous avons à nous entretenir, mettant pour le moment de côté ce qui regarde les symptômes sur lesquels nous reviendrons ailleurs, il est essentiel d'examiner avec un grand soin les états qui ont tellement précédé la maladie, qu'on ait lieu de croire qu'ils ont contribué en quelque sorte à la produire, soit qu'ils aient d'abord existé dans le malade, soit qu'ils viennent du dehors depuis long-temps ou récemment; ce sont ces états dont le

concours donne naissance à la cause morbifique, et qui étant examinés avec soin, déclarent
son origine, que les médecins connoissent
sous le nom de causes éloignées.

Si l'ancienne Ecole des Empyriques eut tort
de s'en tenir à ces seules causes, les modernes
seroient encore plus répréhensibles de ne
s'attacher qu'à l'examen de la cause prochaine
lorsqu'ils ont de plus les causes éloignées,
et qu'il est bien reconnu qu'il est souvent
impossible de distinguer celle-là, si celles-ci
n'éclairent point d'abord comme étant plus
évidentes.

Les causes éloignées comprennent les causes
prédisposantes ou proëgumènes, et les causes
procathartiques ou occasionnelles.

Les premières dépendent de l'organisation
et sont inhérentes à l'individu qu'elles rendent
propre à contracter la maladie à la première
occasion.

Les secondes n'agissent qu'après, elles viennent du dehors, et joignant leur effet à celui
des causes déjà rassemblées, elles suscitent
enfin le développement de la maladie.

Rendons ceci plus sensible par des exemples.

La vigueur du tempérament, la force des
solides, la concrescibilité des fluides, l'âge de
la jeunesse, une constitution pléthorique, etc.

voilà des causes qui, agissant sur le système,
en disposent peu à peu les solides et les
fluides à contracter cet état inflammatoire qui
constitue la cause prochaine des maladies de
ce genre.

A ces causes déjà existantes, si vous ajoutez
l'impression brusque du froid, le passage subit
d'une température à une autre opposée, une
transpiration supprimée, l'abus d'alimens succulens ou de boissons ardentes, etc. etc.; vous
aurez autant de causes occasionnelles qui ren-
contrant un corps mal disposé, compléteront
l'état maladif et provoqueront la réaction vitale.

Ces deux causes (la prédisposante et l'occasionnelle) agissant séparément, ne sauroient
produire la cause morbifique et la maladie;
il faut leur concours simultané, car l'occasionnelle n'a point d'efficacité si elle n'agit
sur un corps disposé à recevoir son impression,
et la prédisposante ne peut devenir maladie,
si quelque force appropriée ne l'excite.

C'est donc avec raison qu'on les appelle
causes éloignées parce qu'elles peuvent bien
contribuer, à la vérité, chacune en particulier
à la maladie, mais ne sauroient la produire
toute entière que par lenr réunion, d'où il
suit que la cause prochaine est celle qui née
du concours des causes éloignées constitue

la maladie et dont la présence (1), comme je l'ai dit ailleurs, suppose nécessairement l'existence et la continuation du mal.

Indépendamment des causes éloignées et prochaines d'une maladie, il faut encore reconnoître sa cause formelle par laquelle on doit entendre cette cause qui, la maladie étant établie, lui imprime les allures qu'elle affecte, la détermine à se présenter sous telle ou telle forme, sous telle ou telle apparence de symptômes.

C'est ainsi que l'âcre vénérien se développe sous une forme gonorrhoïque; qu'un amas de bile, des vers, se manifestent par des convulsions; que l'altération inflammatoire du sang produit des ophtalmies, des angines, des péripneumonies, selon que ces diverses causes portent leur impression sur l'urètre, sur les nerfs, sur les yeux, la gorge ou les poumons.

La sympathie des parties, la sensibilité particulière de l'individu, la disposition vicieuse d'un organe, l'âge, les saisons, etc. (2), sont

-----

(1) Voyez mon essai de matière médicale et de thérapeutique, pag. 165.

(2) C'est une vérité acquise par de nombreuses observations que chaque saison de l'année porte spécialement et de préférence son impression sur tel ou tel organe, et le frappe

autant de circonstances qui influent sur les maladies et en font varier plus ou moins les formes.

La cause formelle ne fait rien, quant au fond, à la cause prochaine qui est toujours la même; seulement à l'aide de la première, la seconde prend une direction déterminée et produit précisément telle ou telle espèce de maladie exclusivement aux autres.

Il résulte donc que, de toutes les causes mentionnées, nulle n'est plus utile pour la pratique que la cause prochaine ou matérielle (1) de la maladie, parce qu'elle est la source des véritables indications, et que c'est immédiatement contre elle que les moyens curatifs sont et doivent être dirigés.

Aussi la recherche de cette cause a été, de tous les temps, l'objet des sollicitudes du

---

d'une débilité relative ; qu'en hiver c'est la tête qui souffre, au printemps la poitrine, et le bas-ventre pendant l'été et l'automne, ainsi que l'exprime Stoll par ces paroles : *Diversis anni partibus diversas quoque corporis partes plerùmque ægrotare, supremas hieme, vere medias, sed infimum ventrem adulta æstate atque autumni initio.*

(1) C'est le nom que lui a donné Selle; on l'a appelée également contenante *(continens)*, comme renfermant en elle-même tout ce qui donne origine à la maladie; aujourd'hui rien n'est plus usité que le mot élément, et on s'en servira usqu'à ce que devenant suranné, il fasse place à un autre.

médecin dogmatique qui ne sauroit espérer sans la connoître, d'obtenir des succès flatteurs de guérison.

Celui qui désire acquérir cette connoissance précieuse, ne s'attachera pas seulement à examiner avec grand soin toutes les causes éloignées qui peuvent y conduire, mais il devra recourir encore à plusieurs autres moyens dont chacun en particulier seroit insuffisant, mais qui réunis ensemble se fortifient et s'éclairent mutuellement.

C'est ainsi qu'en connoissant par la physiologie les causes des changemens naturels qui ont lieu dans le corps humain, nous pouvons jusqu'à un certain point déterminer celles des changemens contre nature qui s'y opèrent.

Les secours que nous puisons dans l'hygiène et les lumières que cette science répand sur les objets qui agissent sur l'économie vivante, nous mettent à même de reconnoître les altérations morbifiques que ces mêmes objets peuvent y introduire.

Par l'autopsie cadavérique, nous découvrons le siége des maladies, nous suivons de l'œil les traces de leurs ravages dans les différens organes ; et si ce moyen ne nous indique pas toujours les causes qui les ont produites, du moins nous montre-t-il les voies par lesquelles nous pouvons, à l'aide d'autres con-noissances, parvenir jusqu'à celle de leur nature.

Enfin l'action des remèdes sur le corps malade, peut nous découvrir la cause d'une maladie. Deux affections diverses qui cèdent aux mêmes remèdes, nous permettent de conclure que leurs causes respectives, si elles ne sont pas tout à fait les mêmes, ont du moins un grand rapport entr'elles; de manière que si nous connoissons d'ailleurs la nature de l'une de ces deux maladies, nous pouvons aussi connoître celle de l'autre.

Ainsi, comme l'observe Selle, lorsque nous guérissons une épilepsie périodique par les mêmes remèdes qui guérissent une fièvre in-termittente bilieuse, nous en concluons que ces deux maladies, malgré la diversité de leurs phénomènes, se ressemblent beaucoup relativement à leurs causes et que toutes les deux peuvent être occasionnées par un *âcre* bilieux joint à une trop grande sensibilité du système nerveux.

CHAPITRE II.

Des divisions des maladies.

Pour peu qu'on examine les divisions qui ont été faites des maladies, on voit qu'elles se rapportent aux divers points de vue, sous lesquels les auteurs les ont considérés.

Les uns ont eu égard à leur nature et aux différentes causes qui leur donnent naissance.

D'autres ont remarqué plus particulièrement les différentes parties du système, sur lesquelles leur action s'exerce, et les organes qui en sont le siége.

Les autres ont été frappés de la durée de leurs cours, de la variété de leurs mouvemens plus ou moins rapides et actifs, et de la marche qu'elles affectent, régulière ou irrégulière, constante et soutenue, ou entremêlée de repos, et n'ayant lieu que par intervalles.

D'autres ont recherché leur origine, et d'autres se sont arrêtés à leurs symptômes, et à leur degré d'intensité et de danger.

Ceux-ci ont examiné leurs différences d'après les époques de l'année et de la vie où elles paroissent; et ceux-là d'après le genre d'individus qui sont affectés, et la nature des professions qu'ils exercent, etc.

De là ont dû naître nécessairement plusieurs sortes de divisions dont il sera utile de nous entretenir. Entrons dans quelque développement.

I.º D'après leur nature, les maladies ont été divisées en nerveuses et en humorales; celles-ci ont été sous-divisées en inflammatoires, bilieuses, muqueuses, séreuses, putrides, etc.

Les maladies humorales se distinguent aisément : 1.º par la connoissance de ce qui a précédé et par les signes qui indiquent la présence des causes matérielles, soit dans les premières voies, soit dans celles de la circulation ; 2.º par l'ordre et la régularité de leur marche; 3.º par la force, la souplesse et le développement du pouls; enfin par l'absence des anomalies qui accompagnent les maladies nerveuses.

De toutes les divisions, celle-ci est une des plus importantes, elle est aussi la plus naturelle et la plus philosophique, parce qu'elle est fondée sur les causes des maladies dont la connoissance est essentielle pour le succès du traitement. Nous y reviendrons ailleurs.

II.º D'après leur durée, les maladies ont été divisées en aiguës et en chroniques.

Galien et d'autres auteurs après lui, fixèrent le terme des maladies aiguës au vingtième jour; mais comme plusieurs d'entr'elles se terminoient souvent beaucoup plus vite, et d'autres au - delà de ce terme, Galien les divisoit encore, appelant fort aiguë (*per acutam*), la maladie qui s'étend jusqu'au septième jour; sous-divisant ensuite en exactement fort aiguë *(exacte per acutam)*, celle qui ne passe pas le quatrième jour, et en non exactement fort aiguë *(non exacte per acutam)*, celle qui va jusqu'au septième jour. Lorsque la maladie passoit le septième jour, pourvu qu'elle ne s'étendit pas au - delà du vingtième, il l'appeloit aiguë, divisant encore en exactement aiguë *(exacte acutam)*, la fièvre qui se terminoit au quatorzième jour, et en non exactement aiguë *(non exacte acutam)*, celle qui se prolongeait jusqu'au vingtième jour; mais si cette maladie excédant le vingtième jour sans s'être terminée ni par la santé, ni par la mort, ni par une autre maladie, continuoit sa course et se prolongeoit en déployant le même appareil et la même intensité de symptômes, il eut paru dur, observe Van-Swieten, de mettre au nombre des maladies lentes ou chroniques, celle qui deux ou trois jours auparavant étoit encore aiguë. C'est pourquoi Galien désignoit celle-ci sous le nom d'aiguë par décidence (*ex decidentia*) ; enfin si la maladie ayant une fois cessé, paroissoit de nouveau , ou bien si elle s'étendoit au-delà du quarantième jour, elle étoit alors rangée dans la classe des chroniques.

Celse paroit avoir le mieux défini ces dernières quand il a dit : que c'étoit des maladies qui ne touchoient de près, ni à l'époque de leur guérison, ni au dernier terme de la vie, *sub quibus, neque sanitas in propinquo, neque exitium est* (1).

Les premières sont caractérisées par une réaction forte et vive qui détermine promptement la coction, la crise ou la mort.

Les secondes au contraire manquent du degré d'activité et d'énergie nécessaires à cet effet; mais les unes et les autres sont au fond les mêmes, et c'est en vain qu'on voudroit conclure de cette seule circonstance, qu'il existe une différence essentielle entre ces deux

---

(1) On nomme également chroniques les maladies qu'on a soumises à la méthode agissante, et aiguës, celles qui ont été placées dans le domaine de la médecine expectante ; mais cette division manque d'exactitude ; car la nature opère avec succès, quoique lentement, dans beaucoup d'affections réputées chroniques.

classes de maladies; car une maladie peut être lente ou rapide dans sa marche, longue ou courte dans sa durée, et son essence n'être pas pour cela différente. C'est toujours le même principe dont l'action s'exerce sur le système vivant des solides et des fluides, et c'est toujours d'après les mêmes lois qu'il agit : des observations nombreuses attestées par Sydenham , Baglivi, Stoll, Stork, Zimmermann, Caille, Murrai, Ferrein nous prouvent qu'il y a des inflammations du poumon, du foie, des intestins qui affectent également une marche aiguë et chronique, qui sont également susceptibles des mêmes terminaisons, également soumises au même mode de traitement.

Mais ce n'est pas seulement sous ce rapport que les maladies aiguës et chroniques offrent des rapprochemens entr'elles; j'ai cherché à établir, dans mes cours particuliers de médecine, cette même analogie, par d'autres raisons qu'il ne sera peut-être pas sans utilité de rappeler ici succinctement.

Et d'abord sans vouloir faire mention de l'instinct ou de ce cri intérieur chez les malades, qui, bien apprécié par les médecins, a souvent suffi pour les diriger dans le traitement des maladies (1).

____

(1) Qu'un homme soit atteint d'une fièvre gastrique bilieuse,

Sans parler non plus de la fièvre qu'on a vu, dans bien des cas, opérer seule la guérison de l'une et de l'autre classe d'affections, personne n'ignore :

En premier lieu, que les maladies aiguës et chroniques sont également soumises à l'influence des constitutions de l'air. Il seroit sans doute superflu de prouver cette vérité par rapport aux premières, puisqu'elle n'est contestée de personne; il suffit de l'établir pour ce qui concerne les secondes. Or, les résultats des faits médicinaux et de l'observation transmise par les plus grands maîtres, ne permettent pas de méconnoître l'influence des constitutions sur les maladies chroniques; influence telle, qu'elles peuvent déterminer le développement des unes, changer la nature et le traitement des autres, précipiter ou rallentir la marche de celles-ci, opérer la solution critique de celles-là.

Boerhaave assure qu'en faisant un heureux emploi de la saignée aux approches du prin-

---

l'instinct seul lui fait repousser les alimens, le travail, les amusemens. N'est-ce pas ce même instinct qui donne une appétence particulière pour les raffraichissemens dans les fièvres inflammatoires, les aromates dans les ataxiques et les affections nerveuses chroniques, les fortifians et les toniques dans la putridité, l'air frais dans la défaillance, une température chaude et sèche dans les affections catarrhales, etc.

temps, il étoit parvenu à garantir de la mort un jeune homme dont les frères et les sœurs avoient succombé à la phthisie.

Grant rapporte qu'une femme tourmentée d'une toux chronique en fut délivrée au mois de Janvier par la saignée, mais que cette toux s'étant reproduite pendant l'été, elle ne fut combattue efficacement que par les évacuans des premières voies.

Wagler et Rœderer ont vu les affections chroniques qui régnoient en même-temps, empreintes du caractère de la maladie muqueuse dominante. Les fièvres intermittentes, les maladies scorbutiques, les dyssenteries chroniques, les affections invétérées du poumon, du foie, de la rate, les hydropisies cédoient au traitement qu'on opposoit au génie de cette constitution dont ils nous ont donné une si belle description.

Stoll, en parlant de la phthisie, a fait cette réflexion intéressante : que généralement cette maladie devoit être différemment traitée, dans les diverses saisons, parce qu'elle prenoit alors des caractères opposés.

Plenciz a vu la goutte exiger les raffraîchissans dans les constitutions inflammatoires et les évacuans sous celles qui décidoient les maladies des premières voies.

On lit dans le traité *de morbis anomalis* de Finke, que sous une constitution bilieuse, les ischuries, les paralysies et autres affections chroniques, furent traitées avec succès par les évacuans anti-bilieux.

En outre combien de personnes qui après avoir gardé des obstructions viscérales, et un état cachectique pendant l'automme et l'hiver, après avoir été les mois entiers en proie à des douleurs rhumatismales, des plus opiniâtres, n'en sont guéries que par l'influence douce et bienfaisante du printemps. L'on sait qu'à cette époque de l'année il se fait des éruptions à la peau, qui deviennent salutaires et critiques par rapport aux humeurs hétérogènes dont le corps s'étoit surchargé pendant la saison précédente ; tandis que les phthisiques dont l'existence s'étoit soutenue pendant la durée du printemps et de l'été, y trouvent un terme fatal en automne, *tabidis autumnus malus*.

Enfin, n'est-ce pas au changement d'air et de climat, qu'on rapporte tous les jours, la guérison des maladies les plus désespérées ? Les anciens médecins connurent tout l'avantage de cette pratique, on voit qu'ils y recouroient pour le traitement de ces maladies longues et opiniâtres qui se montrent réfractaires à tous les secours de l'art. *Finem epilepsiœ juvenibus affert, œtatis, loci, et victûs mutatio,* disoit le Père de la médecine, aph. 47 sect. 2. *Terram mutare commodum est,* disoit-il encore dans ses épidémies.

Galien envoyoit les malades respirer l'air fortuné de Tabies, près de Naples, ou celui d'Alexandrie en Egypte.

Parmi les modernes Hoffmann, Gilchrist, Cheyne et autres auteurs, ont consacré par des écrits, l'utilité des voyages par mer et sur terre, dans la plupart des maladies jugées incurables.

En second lieu, les maladies chroniques ne sont le plus souvent que des maladies aiguës dégénérées. Je sais qu'il peut se rencontrer des cas dans la pratique où la maladie se forme dans les viscères sourdement, et sans aucun trouble dans les fonctions, et ne se découvre à l'œil du praticien, que lorsqu'elle a jeté dans le système des racines plus ou moins profondes. Mais ces cas ne sont pas les plus ordinaires, et en remontant vers l'origine d'une maladie chronique actuelle, on reconnoît le plus souvent les traces de l'affection aiguë qui a précédé.

Toussaint Guindant nous rapporte que, surpris au commencement de sa pratique, de se voir appelé pour différentes maladies chroniques, et incertain sur leur véritable cause, il les avoit regardées, tantôt comme épidémiques et dépendantes des altérations de l'air, tantôt comme naturelles au pays, et tantôt comme propres au tempérament et à l'idiosyncrasie de chaque individu. Si dès ce moment (observe ce médecin), j'avais été prévenu de la manière dont on traitoit le plus communément les maladies aiguës (sans méthode, sans principes, et ne faisant jamais que la médecine agissante), je n'eusse point été chercher dans l'influence de l'air, ni dans les tempéramens, la cause des phénomènes que j'aperçevois; j'aurois vu que ces personnes qui gardoient la chambre ou le lit, n'avoient réchappé d'une pleurésie, d'une péripneumonie, d'une hémoptysie ou d'autres maladies aiguës, que pour tomber dans de plus longues et de plus rebelles (1).

En troisième lieu, les maladies aiguës et chroniques sont également susceptibles de coction et de crise. On ne sauroit douter assurément de la supériorité et de l'excellence de la nature dans les premières. Tous les jours ses efforts y sont couronnés par les succès les plus brillans; mais ces succès, dans les

______

(1) Vid. La nature opprimée par la médecine moderne, pag. 74 et suiv.

maladies d'un autre ordre, pour être moins ordinaires, et moins saillans, pour être contestés même par un grand nombre de médecins, n'en sont pas pour cela, ni moins réels, ni moins certains.

Je suis persuadé, disoit Tissot, qu'il y auroit beaucoup moins de maladies chroniques incurables, si on se pénétroit bien de cette vérité : qu'elles ont tout comme les maladies aiguës, leur crudité, leur coction et leur crise, en un mot, leur marche régulière, mais plus lente, mais moins sensible et moins forte, et plus exposée par la même, à être troublée (1). Et s'il étoit possible de considérer la nature comme absolument nulle dans cette classe nombreuse de maladies, comment se feroit-il, remarque Voullonne, que tant de milliers d'hommes, dans des infirmités graves et de

____

(1) Plusieurs raisons concourent à rendre l'observation des crises plus difficile dans les maladies chroniques. On les examine et on les suit avec moins d'attention et de régularité. Les mouvemens critiques étant moins forts, il est moins facile de les distinguer. D'ailleurs, la marche de ces affections étant quelquefois ralentie au point de la croire cessée, on suppose plusieurs maladies, là où il n'y en a qu'une. Souvent aussi les temps de la maladie se développent mal ; ne fut-ce qu'à cause du dérangement que produisent, soit les remèdes mal placés, soit un grand nombre d'autres circonstances auxquelles le malade est exposé, et qui troublent sans cesse les efforts de la nature.

longue durée, privés de toute espèce de secours, ou, ce qui est pis encore, n'en recevant que des mains de l'ignorance et du préjugé, échappent cependant au double péril, dont la maladie et les remèdes sembloient les menacer. Comment se fait-il que tant de malades, après avoir épuisé les ressources de l'art, n'ayent commencé à trouver du soulagement à leurs maux, que du moment où ils ont été abandonnés aux soins seuls de la nature.

En quatrième lieu, si l'art se fait un devoir religieux de respecter les maladies aiguës qui survenant à une affection grave qui existoit déjà, deviennent évidemment critiques par rapport à cette dernière ; dans l'ordre des chroniques n'en existe-t-il pas aussi qu'il faut se garder de traiter, de l'aveu des médecins sages et éclairés, et combattroit-on sans danger pour les jours du malade, des dartres anciennes, des fleurs blanches invétérées, des ulcères chroniques externes dont la nature semble s'être fait une habitude, des hémorragies dont le flux, quoique incommode, est devenu nécessaire à la santé, et dont la suppression entraîneroit les résultats les plus fâcheux.

En cinquième lieu, nous pourrions prouver encore que dans les affections chroniques, comme dans les aiguës, les crises paroissent

·énéralement à des temps déterminés et à des
es épopues fixes quoique plus ou moins éloi-
nées ; mais les preuves dont il nous seroit
isé de renforcer ce tableau , sont suffisantes
ans doute , pour faire sentir combien peu
eroit philosophique une division /de maladies, qui n'auroit d'autre base que la durée
de leur cours, l'activité de leurs mouvemens
et le plus ou moins de rapidité deleur marche,

uisque des différences purement accidentelles
ne sauroient essentiellement séparer un ordre
de choses qui paroissent, d'ailleurs, se rapprocher et s'unir entr'elles par tant de rapports
et d'analogies.

III. D'après le siége qu'elles occupent , les
maladies ont été divisées en idiopathiques ou
essentielles, en symptomatiques et en sympathiques. Les premières occupent le lieu
même d'où partent les symptômes qui les
caractérisent ; elles forment la maladie primitive, précèdent la fièvre qui se développe
ou se forme en même-temps qu'elle.

Les secondes sont des affections non-essen-
tielles qui surviennent dans le cours d'une
autre maladie.

Enfin, les troisièmes ou les sympathiques ont
leur principe dans un tout autre endroit que
celui dans lequel se manifestent les accidens.

Pour comprendre ce qui est relatif aux sympathies, il faut savoir qu'indépendamment de cette liaison universelle des parties qui forme l'unité du corps vivant, il existe encore dans les divers organes, des communications particulières et plus fortes qui constituent les sympathies de ces organes.

Il y a donc sympathie entre deux organes, lorsqu'une affection de l'un occasionne sensiblement et fréquemment une affection correspondante de l'autre qui se trouve plus ou moins éloigné, sans qu'il y ait toutefois aucune liaison des parties intermédiaires, et sans qu'on puisse attribuer l'action correspondante des organes, aux lois de la mécanique, ou même à l'ordre général et connu des fonctions.

C'est à tort que l'on confondroit les synergies avec les sympathies, et il existe des différences essentielles entr'elles, que l'on ne doit pas ignorer.

Toutes les parties du corps vivant sont mutuellement liées d'une manière nécessaire, et elles se prêtent des secours réciproques, en sorte qu'il n'est point d'acte salutaire, soit dans l'état sain, soit dans l'état pathologique, auquel ne concourent les organes, en fournissant, pour ainsi dire, leur contingent. C'est ainsi

que les mouvemens organiques qui se conver-
gent vers l'estomac pour concourir à l'acte
de la digestion, sont des mouvemens synergi-
ques; ainsi l'on voit se déployer un appareil
synergique de mouvemens vers les parties
génitales dans l'acte de la copulation, vers
l'utérus pendant la menstruation, vers tel
ou tel organe par où doit avoir lieu l'excrétion
critique d'une maladie.

Mais, indépendamment de ce concours
d'actions qui est absolument nécessaire pour
que le système vivant puisse exercer les fonctions qui lui sont propres, il existe, en outre,
dans ce même système, des parties qui sont
liées et réunies d'une manière plus intime;
des parties qui s'affectent mutuellement et
se partagent les impressions qu'elles éprouvent; et c'est ce partage d'affections qu'on
appelle sympathies, co-existence d'affections,
de passions.

M. Giraudy en a distingué de trois sortes,
celles qui s'identifient avec l'état de santé le
plus parfait, celles qui surviennent par suite
d'une détérioration et des infirmités, et celles
que l'on remarque fréquemment dans les
maladies. *Thérapeutique générale, page* 43.

Dans mon cours particulier de physiologie
j'ai reconnu les quatre espèces suivantes :

1.º Les sympathies entre des organes qui ne sont liés entr'eux par aucun rapport anatomique ou physiologique évident, ou appréciable.

2.º Les sympathies des organes qui se ressemblent dans leur structure et dans leurs fonctions. Elles sont de deux sortes, savoir : les sympathies entre des organes qui ont une structure et des fonctions semblables, et qui sont de plus placés symmétriquement et parallèlement dans les deux moitiés latérales et verticales du corps ; et les sympathies entre des organes qui, sans être placés symmétriquement et parallèlement dans les deux moitiés latérales et verticales du corps, ont la plus grande ressemblance de structure et de fonctions.

3.º Les sympathies des organes liés entr'eux par un tissu intermédiaire, celluleux ou membraneux.

4.º Les sympathies des organes, qui sont liés en un système continu et entièrement séparé des autres parties du corps, d'autant que ces organes ont encore entr'eux leur rapport de ressemblance de structure et de fonctions (1).

IV. Les maladies ont été encore divisées, d'après leur siége, en générales et en locales. Les premières, dès l'instant de leur formation,

____

(1) Vid. Elém. de la sc. de l'homme par Barthez.

s'exercent sur tout le système; les secondes,
sur un organe en particulier; mais on voit
tous les jours celles-là produire des affections
locales dans leur cours, comme celles - ci
devenir générales dans leurs progrès. Dans ce
cas, les changemens survenus dans le siége
de la maladie, n'en changent point la nature,
et quoique les formes varient, le fond du
traitement ne varie point et reste toujours
le même.

V. D'après l'ordre des périodes, et suivant
que les maladies sont régulières ou irrégulières dans leur marche, on les a distinguées
en typiques et atypiques. Les premières se
divisent en continues, en intermittentes et
en rémittentes.

Les continues parcourent leur temps depuis
la première apparition jusqu'à la fin, avec la
même force et la même intensité.

Les intermittentes sont caractérisées par
des accès répétés, mais qui sont interrompus
par des momens de repos, en sorte que la
maladie et la santé ont alternativement lieu.

Des auteurs tels que Strack, Stoll, Voullonne,
ont rapporté aux maladies précédentes, les
rémittentes ou exacerbantes, lesquelles affectent continuellement, à la vérité, mais avec
plus de modération et par intervalles.

Un principe confirmé dès long-temps par
l'expérience, est de profiter de l'intervalle que
laissent les redoublemens, pour administrer
des remèdes actifs; il en est de même dans
les intermittentes; les accès indiquent l'expectation, toutes les fois qu'ils ne présentent
aucun caractère ataxique.

VI. D'après leur origine, les maladies ont
été distinguées en Epidémiques, Annuelles,
Stationnaires, Intercurrentes, Sporadiques,
Pandémiques, Endémiques et Contagieuses.

Les maladies épidémiques proprement dites,
sont le produit des dérangemens extraordinaires et soutenus de l'atmosphère avec plus
ou moins de météores ou d'intempéries graves.
La nature de ces maladies n'est point en
rapport avec la constitution atmosphérique
régnante, et elles ne se manifestent communément que plus ou moins de temps après
l'action de leur principe générateur.

Les maladies annuelles reviennent périodiquement tous les ans, reproduites par les
constitutions actuelles et passagères de l'air
et des saisons; ainsi l'on voit au printemps
régner les fièvres inflammatoires, en été les
bilieuses et putrides, en hiver les muqueuses
et catarrhales, etc.; leur degré d'intensité et
le nombre d'individus affectés, leur ont fait

donner le nom de petites épidémiquesqu'il
ne faut point confondre avec les précédentes.

Les stationnaires et les intercurrentes ne
font point une division à part, elles rentrent
dans celle que nous venons d'établir.

Les premières, synonymes des vraies épidémiques, sont ainsi appelées, parce qu'elles
sont caractérisées par le mode stationnaire,
qu'une fois établies elles se prolongent pendant
les saisons, les années entières, et qu'elles
marquent de leur sceau les maladies intercurrentes.

Celles-ci sont des affections qui surviennent dans le cours des épidémies auxquelles
elles sont interposées; elles sont le produit
des qualités sensibles de l'air, amenées par
les changemens qu'il éprouve durant le
règne de l'épidémique; elles n'ont qu'une
durée relative à celle de la constitution atmosphérique dont elles sont le fruit, et disparoissent avec cette dernière; elles reçoivent
l'empreinte du génie épidémique. Le mot
intercurrentes suppose nécessairement un
rapport; sans quoi cette dénomination seroit
inconvenante et déplacée. Nous reviendrons
ailleurs sur ces matières.

Les maladies sporadiques sont des maladies
d'espèce différente, répandues çà et là, qui

attaquent indistinctement les sujets de tout
âge et de tout sexe, qui dépendent d'une cause
propre à l'individu, telle que le tempérament,
le régime, les passions, et qui n'ont aucun
rapport avec la saison de l'année, ni la constitution épidémique régnante, quoique cette
dernière les modifie et les altère plus ou
moins. Quelques-uns ont voulu regarder le
mot sporadique, comme un terme générique
qui s'appliquoit à toutes les maladies régnantes,
générales ou populaires, autres que les vraies
épidémiques, mais je l'ai pris dans l'acception
la plus commune.

Les pandémiques sont des maladies populaires, provenant de quelque vice dans le
régime, tel par exemple que l'usage des alimens.
C'est ainsi que, d'après la description que nous
en a donnée Sarcone, la maladie des habitans
de Naples vint de la mauvaise nourriture
des habitans de cette ville (1).

On doit porter une grande attention sur les

----

(1) En 1709 il régna parmi le bas peuple de la Sologne,
une gangrène qui, des pieds, s'étendoit sur tout le reste du
corps; elle étoit uniquement produite par le défaut de froment
et par l'usage du seigle ergoté. Senac dit aussi que très-souvent
les alimens sont plutôt que l'air et le terrain, les principales
causes des maladies populaires, et il rapporte l'histoire d'une
épidémie qui, dans une ville de guerre, se borna presque
à la garnison qui usoit d'un pain particulier et de légumes secs.

alimens. On voit que c'étoit avec l'air, les deux causes que le Père de la médecine examinoit avec le plus d'attention. Il a composé sur la nourriture seule, divers livres où il s'est attaché avec soin, à distinguer celle qui est bonne d'avec celle qui est mauvaise.

Il y a cette différence entre les pandémiques et les épidémiques, comme l'a très-bien observé Fouquet, que la cause des premières est matérielle, palpable, et tout à fait étrangère aux altérations du fluide que nous respirons, qu'elle peut être prévenue ou détruite, et qu'on a des moyens de s'en défendre; tandis que celle des secondes est inévitable et hors de toute atteinte, de la part des pauvres individus dont elle afflige ou menace sans cesse l'existence.

Les endémiques sont des maladies naturelles à un pays, circonscrites aux individus qui l'habitent, et sur lesquelles influent pour beaucoup la nature du sol, l'habitation des lieux, les eaux qui l'arrosent, etc.

La connoissance des qualités des eaux d'un pays, ne doit point échapper au médecin observateur; en l'éclairant sur la nature du sol, elles l'éclaireront encore sur l'étiologie des maladies régnantes. On voit également qu'Hippocrate distinguoit avec soin les bonnes

eaux d'avec les mauvaises ; les meilleures ,
disoit-il, doivent être fort claires, légères ,
sans odeur ni goût, et puisées de sources
qui soient tournées au levant. Pourquoi cette
dernière circonstance ? lui-même nous en
donne cette raison : *Sol enim emergens, ac
illustrans ipsas castigat.* Il regardoit comme
les plus mauvaises celles qui sont salées,
dures, marécageuses, et celles qui viennent
des neiges fondues.

Enfin les maladies contagieuses qu'on n'aura
garde sans doute de confondre avec les épidémiques, sont dues à des corpuscules nuisibles, à des miasmes flottans dans l'air, et
dont ce fluide se trouve être par rapport
à nous le véhicule et le conducteur. C'est
à des miasmes délétères que sont dus les
ravages produits par la peste, par les maladies des camps, des vaisseaux, des hôpitaux.
Ces miasmes, lorsqu'ils sont très-volatils par
leur nature, sont portés sur l'aile des vents
d'une contrée dans une autre, conservant
toujours leurs qualités morbifères, et les maladies qu'ils occasionnent par leur influence
sur les hommes et sur les animaux, se pro-
pagent alors d'une manière funeste. Lind
rapporte que des fièvres rémittentes et intermittentes, qui régnèrent en Angleterre

en 1765 et 1766, ne furent occasionnées en grande partie que par un vent d'Est, qui charria continuellement dans cette île, non seulement les brouillards de la mer, mais encore la vase et les miasmes de tous les endroits marécageux.

Tous les voyageurs s'accordent à dire que la peste exerce ses plus grands ravages en Egypte, par les vents d'Est et de Sud, et qu'elle est moins forte et moins dangereuse par les vents du Nord. D'ailleurs les précautions qu'on prend, les moyens que l'on emploie pour garantir de l'action de certains vents, ne prouvent-ils pas la vérité de ce que j'avance? On sait que Varron délivra l'île de Corfou de la peste, en faisant fermer toutes les fénêtres qui regardoient le midi, et ouvrir celles du Nord. N'est-ce pas pour avoir fixé son attention sur les vents qui soufloient, que le vieillard de Cos parvint à délivrer sa patrie, d'une contagion pestilentielle que l'air apportoit d'Ethiopie dans la Grèce? il changea et dénatura tellement cet air, qu'il ne fut plus le même. L'histoire rapporte qu'il fit à cet effet allumer par toute la ville, des feux qui n'étoient pas seulement de bois ordinaire, mais aussi de fleurs, d'aromates, de couronnes et d'onguens très-gras et très-odoriférans qu'on y jetoit perpétuel-

jement pour les entretenir. Les miasmes ré-
pandus dans l'atmosphère se consumèrent par
les flammes, ou s'altérèrent au point que les
habitans purent respirer cet air sans contracter
la contagion.

D'après l'observation , il n'y a que deux
sortes de miasmes fébriles contagieux, les miasmes animaux et les miasmes marécageux. Les
premiers émanent du corps des hommes ou
des animaux (principalement lorsqu'ils sont
malades), ou de leurs cadavres; ils sont éminemment contagieux , soit par leur nature
extrêmement subtile, soit par la disposition
qu'ils acquièrent dans le corps de l'animal.

Les miasmes de la seconde espèce sont ceux
que la chaleur du soleil, dans les climats
chauds, élève, en certaines saisons, des lacs ou
étangs, des marais ou terrains marécageux.
Ils diffèrent des miasmes animaux, en ce que
l'action de ceux-ci sur le corps, tend à y déterminer les maladies adyhamiques, ataxiques,
et dont le type est essentiellement continu,
tandis que les miasmes marécageux donnent
plutôt lieu à la production des maladies avec
type rémittent et intermittent. Néanmoins
les produits de ces miasmes sont variables;
on a vu ceux des marais produire des fièvres
continues, et d'autres fois, quoique plus

rarement, les miasmes animaux donner naissance aux fièvres intermittentes, rémittentes, dyssentériques.

Quoi qu'il en soit, il y a cette différence entre les maladies épidémiques et les contagieuses, que dans celles-là l'air agit par lui-même sur la maladie, et que dans celles-ci, il ne joue le rôle que de véhicule ou conducteur. C'est pour 'ne pas saisir ce caractère distinctif, que des médecins doués d'ailleurs d'un grand mérite, les confondent tous les jours ensemble.

VII. Par une autre distinction fondée sur leur origine, les maladies ont été divisées en Héréditaires ou Séminales, en Connées ou Natives, et en Acquises, Accidentelles, ou Adventices.

Les premières sont transmises immédiatement des parens aux enfans; elles sembleroient exister dans le fœtus, même avant qu'il fût formé, d'après le sentiment de Vanhelmont qui alloit jusqu'à reconnoître une idée morbifique dans le fluide séminal, ainsi qu'il le donnoit à entendre par ces passages de son traité *de morbis archealibus..... Morbi hereditarii inolescunt fœtui ab ante morboso.... idea nimirum spiritui seminali impressa.... morbus ipse in vita primâ seminis, delitescens et sigillatus....*

Les secondes peuvent tenir à un état cons
titutionnel de l'enfant sans que le père et la
mère y influent en rien ; ainsi Tissot a vu
plusieurs enfans de parens très-sains, venir
au monde avec les nerfs les plus délicats, et
quatre fils de la même femme qui avoient
le genre nerveux excellent, naître si convul-
sibles que sans pouvoir soupçonner aucun
embarras, aucun irritant dans l'estomac et
les intestins, ils étoient, dès le moment de
leur naissance, dans des convulsions presque
continuelles. Les maladies connées sont très-
difficiles à distinguer des héréditaires.

Les maladies acquises sont celles qui se
déclarent après la naissance, et qui dépendent
d'une cause quelconque, indépendante de
toute disposition héréditaire ou connée.

Parmi les maladies héréditaires, il en est
qui se communiquent par la voie des humeurs,
et d'autres qui reconnoissent pour cause, une
action propre des solides dépendante de leur
composition, laquelle est transmise des parens
aux enfans ; il paroit constaté par l'observation
que celles du premier genre sont communi-
quées par la mère, et celles du second par le
père. On a remarqué également que les maladies héréditaires suivent très-généralement
les ressemblances ; c'est-à-dire, que les enfans

héritent des maladies de celui de leurs parens auxquels ils ressemblent le plus.

On a dit que ces sortes de maladies étoient tout-à-fait incurables ; mais ce langage qui sert trop souvent de voile au préjugé ou à l'ignorance, est sans fondement ; combien d'exemples de guérisons opérées par l'heureuse révolution septenaire ! Souvent pour échapper à une maladie héréditaire, il n'a fallu que faire contraster l'emploi constant d'un régime et de moyens prophilactiques, avec l'état du système qui disposoit à cette maladie. et l'on doit se rappeler le cas de Leoniceni qu'on cite qnand on veut parler de la plus belle vieillesse, et qui après avoir été épileptique dès le berceau, jusqu'à l'âge de trente ans, n'eut plus d'accès depuis lors, et devint presque centénaire saus ancune infirmité.

Les remèdes peuvent aussi modifier quelquefois la constitution d'un individu qui porte le germe d'une affection héréditaire, sur-tout s'ils sont administrés avant qu'elle soit développée ; il suffit de quelques cas heureux que présentent les observateurs, pour que la médecine fasse des tentatives ; ainsi nous avons vu le grand Boerhaave arracher à une mort comme certaine un fils qui avoit

tous les signes avant-coureurs d'une phthisie
héréditaire et dont tous les frères étaient morts
de la même maladie, en employant les saignées
à des intervalles rapprochés.

D'ailleurs, avant d'admettre comme un
principe rigoureux, qu'il est impossible de
s'opposer à une maladie héréditaire, et d'en
empêcher le développement, il conviendrait,
ce me semble, de tenter un moyen plus assuré
et plus direct, qui tendroit à attaquer le
mal dans sa source, je veux dire le choix des
alliances.

Isenflamm observe que pour arrêter la pro-
pagation de la phthisie héréditaire, il faut que
la conception ait lieu entre la personne malade
et une autre personne dont la constitution
soit pleinement opposée et saine.

Eh ! pourquoi, disons-le en passant, la
médecine ne feroit-elle pas ce que l'art vété-
rinaire exécute tous les jours, avec tant de
succès !

Après s'être occupé si curieusement des
moyens de rendre plus belles et meilleures
les races des animaux, serait-il donc honteux,
remarque Cabanis, de négliger totalement la
race de l'homme, comme si elle nous touchoit
de moins près, comme s'il étoit plus essentiel

d'avoir des bœufs grands et forts, que des hommes vigoureux et sains (1).

VIII. On a divisé et classé les maladies d'après les symptômes, mais cette méthode long-temps suivie par les nosologistes, et qui l'est encore par quelques-uns, n'est pas sans inconvénient.

Comme il y a quelquefois plus d'un symptôme saillant, on peut être embarrassé d'après ce système, pour assigner à une maladie qui se présente, la place qu'elle doit occuper. Il est douteux, par exemple, que personne s'avisât d'aller chercher parmi les cachexies, l'éthisie et la grossesse que Sauvages a pourtant rangées dans cette même classe.

Un autre inconvénient de ce système, est que le même remède est opposé souvent à des maladies distinctes et même éloignées, et que l'idée de l'identité des moyens curatifs s'associant comme malgré nous à celle de l'identité de nature de ces maladies, on a de la peine

______

(1) Lycurgue et d'après lui des philosophes éclairés, ont trouvé étrange, qu'on se donnât tant de soins pour perfectionner les races des animaux domestiques, tandis qu'on néglige absolument celles de l'homme. Ses vues furent remplies, et d'heureux assortimens semblèrent ajouter à la nature de l'homme un nouveau degré de force et de majesté. En effet rien de si beau, rien de si pur que le sang des Spartiates (*Voyage d'Anacharsis*, tom. 4, pag. 206.

à tenir séparées des affections que le même remède rapproche.

D'ailleurs en classant sous des divisions sans nombre des maladies qui souvent ne différoient que par des symptômes secondaires, on dût nécessairement jeter de l'embarras et de l'incertitude dans leur traitement.

Grâces aux lumières d'une saine philosophie dirigées, dans ces derniers temps, vers cette partie de l'art de guérir, des auteurs modernes également éloignés d'adopter et la timide réserve des nosologistes qui ne rapportèrent les maladies qu'à deux causes, le relâchement et la rigidité des fibres, et la profusion indiscrète de ceux qui en étendirent le nombre à l'infini, ont pensé avec raison qu'un système bien supérieur à tous ceux qui avoient paru jusqu'ici, seroit celui qui établissant un petit nombre de principes généraux, rappelleroit toutes les maladies à quelques classes peu multipliées, et fixeroit pour chacune de ces classes des méthodes curatives simples qu'il seroit aisé de varier, suivant les circonstances particulières.

On jugera que c'est à ce même principe et à cette manière de voir que nous avons tâché de nous conformer nous-mêmes, dans nos aperçus généraux sur les maladies des

solides et des fluides, aux chap. VIII et IX
de ce traité.

IX. Considérées quant à leur intensité et à
leur danger, les maladies sont bénignes ou
malignes, avec ou sans danger, simples, composées ou compliquées.

Les maladies bénignes, quoique considérables peut-être, étant cependant susceptibles
d'un traitement convenable, ne causent point
de frayeur par des symptômes funestes ou
extraordinaires. Par les secondes on désigne
des affections qui, douces en apparence et
ayant débuté avec des phénomènes assez favorables, se révêtent tout à coup de symptômes graves et funestes à la vie ; ou bien des
maladies qui excitent des symptômes tout à
fait opposés à leur caractère, et des troubles
plus violens que ceux qui paroissent convenir
à leur nature.

Les maladies sont appelées simples lorsqu'elles altèrent peu les fonctions, qu'elles se guérissent facilement par les seules forces de la
nature ou qu'elles ne présentent qu'une seule
indication à remplir par les secours de l'art.

On entend par complication, la réunion ou
le concours de plusieurs affections différentes
qui exercent entr'elles une influence réciproque, dont l'effet est de troubler leur marche

et de les aggraver les unes par les autres
Cette dernière condition est indispensable,
observe avec raison M. Caillot, pour qu'il y ait
complication ; car la simultaneité de plusieurs
maladies ne s'établiroit pas, si elles n'exerçoient
pas une action nuisible les unes sur les autres.
On peut avoir une hernie avec fièvr e, l'hydropisie avec une ophtalmie, un flux hémorroïdal
avec une angine, sans qu'il y ait complication ;
dans ce cas il y a coïncidence de deux maladies et non-complication.

Les maladies compliquées exigent toujours
plus d'attention de la part du médecin, afin
de distinguer les complications de l'affection
principale, et de démêler quelles sont les
indications les plus pressantes à remplir.

X. Les maladies ont été divisées en vernales
et en automnales , d'après les différences
sensibles et tranchées qui séparent les maladies des saisons.

La nature tend dans le Printemps au développement ; ses mouvemens plus libres, plus
réguliers se portent avec moins d'obstacles,
vers la circonférence ; aussi les maladies de
cette saison sont courtes, et d'un jugement
facile. Dans l'Automne, au contraire, l'action
est plus variable, les mouvemens plus incertains, et leur détermination plus inconstante.

Chaque fois que la nature rallie ses forces pour les diriger vers le lieu de l'embarras, elle est détournée ailleurs par les variations brusques de l'atmosphère, qui ont très-souvent lieu à cette époque de l'année; de là vient que les maladies de l'Automne sont longues et difficiles; cette saison est pernicieuse aux vieillards et aux personnes épuisées, parce que leur faiblesse ne leur permet pas de supporter des changemens si subits de l'atmosphère.

Le Père de la médecine avoit fondé sa *dichotomie* ou division des maladies en vernales et en automnales, sur le lever et le coucher des pléiades; mais depuis ce temps-là, les changemens qui se sont opérés dans le globe ayant entraîné une différence de vingt à vingt un jours dans le lever ou le coucher de ces astres; et les modernes ayant reconnu la difficulté qu'il y avoit de se conformer au calcul des anciens d'une manière exacte et rigoureuse, on est convenu de partir du point des équinoxes, pour établir cette division, faisant ainsi commencer les maladies vernales au 21 Mars, et les automnales au 21 Septembre.

XI La différence des maladies se tire aussi des divers âges de la vie; l'observation nous apprend que chaque âge a sa constitution propre ou sa manière d'être, qui dépend prin-

-cipalement de la prédominance d'action de tel ou tel organe, ainsi que de la direction des forces vitales.

Dans l'enfance, le tissu cellulaire est plus épanoui que dans les âges suivans ; les vaisseaux absorbans et les glandes conglobées, sont aussi plus développés.

Le sang peu oxidé contient moins de partie rouge et de fibrine , et beaucoup plus de matière muqueuse, il en est surchargé; de là, par conséquent, la diathèse muqueuse qui est propre à cet âge, et qui dispose aux maladies dépendantes de cette constitution, les affections gastriques muqueuses, la teigne, les achores, les aphtes, l'hydrocéphale, etc.

Les vers que l'on a cru être un produit de la dégénération muqueuse, sont spécialement affectés à l'enfance.

Le virus scrophuleux ne se développe jamais avec autant de force que dans les premières années de la vie.

Le carreau, le dévoiement blanc dont a parlé Alphonse le Roi, le croup, les maladies de la dentition , sont autant d'affections morbifiques qui dépendent de l'action des organes prédominans à cette époque.

Le rachitis est également regardé par des

auteurs, comme un produit de la constitution de l'enfance portée à l'excès.

En un mot, le volume du cerveau, la grande influence du système nerveux, l'irritabilité musculeuse très-prononcée, l'abondance des sucs blancs et de la sérosité, l'élaboration encore imparfaite du mucus animal et des sucs nutritifs, le défaut d'énergie des humeurs, l'action augmentée des glandes, etc. tels sont les caractères qui signalent ce premier âge si intéressant, d'ailleurs, par la candeur et l'innocence qui l'accompagnent.

La révolution de la puberté qui commence la seconde période de la vie, amène des changemens dans tout le système, en même temps que les organes générateurs se développent. La poitrine devient plus évasée, il y a absorption d'une plus grande quantité d'air, l'hématose est plus complète, le sang plus rouge, plus plastique, la chaleur plus considérable.

Cette révolution fait disparoître la laxité des solides, l'aquosité des fluides, et avec elles les maladies propres à l'enfance ; mais elle expose les jeunes gens à des maladies d'un autre ordre; aux inflammations de poitrine, aux hémorragies actives, aux fièvres angioténiques, etc. On voit à cette époque, des jeunes gens qui sont frappés d'une apoplexie mortelle.

La virilité qui amène la bilescence, suit immédiatement la jeunesse; à cette époque les solides n'ont plus la molesse et la ductilité des âges précédens; ils ont déjà acquis un certain degré de consistance et de solidité : les mouvemens dont la direction se faisoit dans l'enfance vers la tête, et dans la jeunesse vers la poitrine et la peau, commencent à se réfléchir vers les viscères abdominaux; alors l'action du système veineux dont la veine-porte est le centre, devient prédominante; de là la constitution qui dispose aux maladies qui lui sont analogues; c'est pourquoi les adultes sont particulièrement sujets à l'ictère, aux produits calculeux, aux engorgemens du foie, de la rate, aux flux de ventre bilieux, aux hémorroïdes, etc.

Les mouvemens critiques suivent également le courant des oscillations, et une fièvre aiguë dont la crise se fait dans la jeunesse par un ou plusieurs organes situés au-dessus du diaphragme, se juge par les vaisseaux hémorroïdaux dans l'âge viril.

La constitution bilieuse renforcée ou poussée à l'extrême, donne naissance à l'atrabilieuse ou mélancolique qui appartient au moyen âge et à la vieillesse. Souvent aussi la constitution de ce dernier âge est un mélange de la

pituiteuse et de l'atrabilieuse. A cette époque
avancée de la vie, l'organe extérieur ayant
acquis un excès de rigidité, s'oppose à la libre
excrétion de l'humeur perspirable, qui est
reteuue dans l'intérieur ; cette humeur se ra-
massant dans les différens espaces que laisse le
raccornissement, y produit des rhumatismes,
des tumeurs indolentes, des hydropisies, des
diarrhées chroniques, des catarrhes de la vessie,
des poumons, etc. (1); en même temps la sensibilité s'émousse, les impressions internes et
externes deviennent confuses, embarrassées, et
les fonctions pénibles et difficiles ; les maladies

____

(1) *Senibus autem spirandi difficultates, catarrhi tussiculosi,
stranguriæ, dysuriæ, articulorum dolores, nephritides, apo-
plexiæ, mali corporis habitus, pruritus totius corporis, vigiliæ,
alvi et oculorum et narium humiditates, visûs hebetudines,
glancedines, auditûs gravitates. Hipp.* aph. 31, sect. 3. Quel
tableau tout à la fois plus concis et plus exact des affections
propres à la vieillesse ; ne manquons pas cependant pour le
rendre complet, d'y ajouter les calculs urinaires familiers à
cet âge. Si l'enfance y est également sujète, c'est par des causes
différentes ; dans le premier âge, leur formation a lieu, parce
que les sels terreux sont en plus grande quantité et plus en
mouvement ; dans le dernier, parce que le système cutané
ne remplit qu'imparfaitement ses fonctions et qu'il ne débar-
rasse plus les humeurs de ces sels, qui tendent dès lors à
se précipiter, attendu que la force vitale qui tenait les molécules constituantes des fluides réunies, ne jouissant plus de
la même énergie, celles-ci obéissent en partie aux affinités
chimiques.

remarquables par l'irrégularité de leur marche, par une coction lente ou nulle, et des crises imparfaites, annoncent évidemment l'état de foiblesse et le peu de réaction du système. La sécheresse et le raccornissement des fibres ne sont pas seulement l'effet des progrès de la vie, ils sont encore déterminés dans les organes par le phosphate terreux qui s'y dépose dans les derniers temps.

En effet, dans l'extrême vieillesse, lorsque les os surchargés de phosphate calcaire ne peuvent plus continuer à en recevoir, ce sel se dépose d'abord aux extrémités du corps, ensuite vers le centre et jusques dans les gros vaisseaux de la base du cœur (1); c'est ainsi que se forment successivement les os sésamoïdes vers les extrémités des tendons des doigts, les ossifications des tendons, des ligamens, des membranes capsulaires vers les articulations, et les concrétions osseuses qui prennent la place des parois membraneuses et molles des veines et des artères.

Ainsi dans l'existence prolongée de l'homme et des animaux, observe Fourcroy, naît peu à peu la cause de la mort sénile dont le

______

(1) Walther montra à l'académie de Berlin des membranes artérielles qui s'étoient durcies et ossifiées par la grande quantité de phosphate de chaux qui s'y étoit déposée.

deseèchemeut des organes et la lenteur dans les mouvemens sont les sources nécessaires, et dont un symptôme avant-coureur est l'abondance et la déviation du phosphate calcaire.

XII. Parmi les diverses manières d'envisager les maladies qui affligent l'espèce humaine, il en est encore une essentielle dont nous devons parler et qui est relative à l'influence qu'ont les arts sur ceux qui les exercent. Les maladies de cette dernière classe forment les maladies des artisans, lesquelles doivent leur origine, ou aux émanations pernicieuses auxquelles il sont exposés, ou à la vie sédentaire qu'ils mènent, ou aux mouvemens et aux efforts immodérés qu'ils font en travaillant, ou bien encore aux positions vicieuses qu'ils sont obligés de garder (1). Sur quoi l'on consultera avec fruit les écrits de Ramazzini et de son traducteur français, ceux d'Ackerman, de Schlesinger, de Falconer, de Hoffinger, de Tissot et autres qui ont donné sur cette matière, des observations ou des ouvrages plus ou moins précieux

____

(1) Ainsi personne n'ignore en particulier que les cordonniers et les tailleurs qui, toujours repliés sur eux-mêmes, compriment les viscères du bas-ventre, sont très-sujets aux maladies abdominales.

CHAPITRE III.

Des périodes des maladies.

La durée des maladies comparable à la vie des plantes et des animaux, a, comme eux, ses âges différens que l'on peut appeler degrés, temps ou périodes; en effet une maladie commence, croît, dure, décroît et finit.

De là la division que Galien faisoit de la maladie en quatre temps, qu'il distinguoit par les noms de commencement, *initium*, d'augment, *augmentum*, d'état, *status*, *vigoris tempus*, et de déclin, *decrementum*. Hippocrate, long-temps avant lui, avoit réduit ces quatre temps ou périodes, à trois seulement, le commencement, l'état et le déclin; comprenant ainsi les deux premiers sous un seul, *initium*, et il est certain que la distinction de ces deux premiers temps, est difficile à faire auprès des malades, et qu'on a peut-être un peu trop subtilisé à cet égard; car les commencemens de la maladie sont très-sujets à varier; souvent en effet on ne s'aperçoit pas, à proprement parler, de son début, et à peine paroît-elle, qu'elle est à son plus haut degré de violence (1); d'autres fois le commencement s'étendra jusqu'à plusieurs jours; d'ailleurs il ne résulte aucun inconvénient de la confusion de ces deux temps, ni pour le pronostic ni pour le traitement.

En reconnaissant également trois périodes dans les maladies, les Médecins modernes sont dans l'usage de les désigner par les noms d'irritation ou de crudité, de coction ou de maturation, et celui de crise ou d'excrétion. Considérées relativement à leur cours déterminé par ces trois ordres de phénomènes, les maladies se divisent en deux classes principales; savoir : les maladies nerveuses ou sans coction et les maladies humorales ou avec coction.

Dans les premières, on n'aperçoit ni marche progressive, ni ordre régulier, ni travail critique. Ces maladies semblent toujours rester dans le stade d'irritation; elles sont aussi crûes après un long terme que le premier jour, et c'est en vain qu'on chercheroit dans ces affections, des mouvemens de coction et de crise dont, par leur nature, elles ne sont pas susceptibles.

____

(1) Le Père de la médecine avoit observé de ces maladies qui étoient portées rapidement à leur apogée ; *circa initium morborum*, disoit-il, *considerandum an statim vigere videantur.*

Dans les secondes, la crudité, la coction, l'excrétion qui se succèdent, rappellent toujours à l'observateur l'idée d'une matière morbifique expulsée au dehors ; tantôt ces trois périodes sont séparées par des intervalles de temps très-distincts et ont une marche réglée et égale ; tantôt elles offrent des inégalités et des anomalies qui les confondent et les compliquent. Le premier état caractérise les maladies simples et bénignes; le second appartient aux maladies graves dont la marche s'accompagne de troubles et de désordres.

On n'a en vue de parler ici que des maladies de la seconde classe, et en particulier des maladies aiguës qui, plus courtes et plus rapides dans leur cours, se font aussi remarquer par des périodes plus rapprochées, plus saillantes et plus distinctes.

Les anciens reconnoissoient dans l'économie vivante, une faculté qu'ils désignoient par le nom de concoctrice (*blas alterativum de Van-helmont*, force digestive de Grimaud, force assimilatrice de quelques autres), au moyen de laquelle ils pensoient que les substances et les boissons alimentaires étoient converties en la propre substance des corps. Cette faculté est la même qui opère la coction des matières morbifiques, avec cette différence dans les résultats, que la digestion alimentaire tend à donner aux substances sur lesquelles elle agit, les qualités propres et spéciques du corps vivant, et que dans la maladie, les actes de cette même faculté ont pour objet d'altérer, de changer la cause morbifique et de la mettre en état d'obéir librement à l'action des organes sécrétoires, pour être éliminée du corps.

Pénétré de cette vérité, l'homme de l'art doit s'attacher à observer les divers signes qui annoncent le *pépasme* ou la coction, et son défaut qui est la crudité ; les uns et les autres ne lui étant pas moins essentiels à distinguer; car si par les premiers, il reconnoît que la réaction vitale l'emporte sur la maladie, par les seconds il jugera que les efforts de celle-ci sont toujours dominans.

Une maladie doit être considérée comme étant dans toute sa force, tant que la crudité subsiste en son entier; plus cette dernière se prolonge et se soutient, plus il y a d'obstacle à la coction, et plus le sort du malade est indécis. On ne peut former quelque espoir de guérison que du moment où les signes de crudité disparoissent complétement pour faire place aux signes favorables de la coction et de la crise.

C'est en vain qu'on se promettroit une issue

heureuse et prochaine de la maladie, tant qu'il y a des signes de crudité, lors-même que ceux-ci seroient joints aux meilleurs signes, parce que l'événement a prouvé dans ce cas; que le mal avoit des suites fâcheuses ou de longue durée s'il subsistoit encore, ou qu'il y avoit rechûte s'il paroissoit fini. C'est sur ce fondement que Galien disoit qu'une maladie dans laquelle il se faisoit quelque crise avec des signes de crudité subsistante, devoit faire craindre une fin funeste, ou du moins un long cours dans la maladie.

On reconnoît le temps d'irritation ou de crudité, par la sécheresse et la crispation de la peau qui s'étend jusqu'à l'intérieur de la bouche et à la langue ; par une chaleur âcre accompagnée de soif ; par un pouls serré, convulsif et un état de tension et d'érétisme général; par des urines rouges, claires, aqueuses et ne déposant aucun sédiment; par un vomissement convulsif avec ou sans matières; par des déjections alvines, séreuses, sans liaison, sans cohésion; par une altération dans les yeux, dans les traits de la physionomie; par un état de faiblesse avec concentration ou oppression des forces vitales; par un désordre de toutes les fonctions; enfin, par le temps de la maladie qui comprend ordinai-

rement les quatre premiers jours, quoique
ce terme puisse s'étendre au-delà, puisqu'on
voit qu'Hippocrate saigna Anaxion d'Abdère,
le huitième jour d'une affection inflammatoire
de poitrine.

Il s'établit ici une corrélation respective
entre l'état des organes et celui des fluides; la
crudité des premiers produit des changemens
dans les qualités des humeurs, et celles-ci à
leur tour, primitivement ou consécutivement
altérées, réagissent sur les organes et augmentent leurs affections maladives.

Quel sera l'emploi du médecin pendant
cette première période?

Sans doute, s'il est instruit, il n'ignorera point
que ses efforts ne peuvent rien immédiatement
sur la cause de la maladie : que la nature seult
peut rétablir les solides et les fluides dans l'état
qui leur convient; que cette dernière seule
s'appliquant par un travail intérieur sur l'humeur morbide, l'altère, la modifie, et la rend
apte à être expulsée par les divers émonctoires,
en sorte que si ses efforts étoient suffisans, l'art
n'auroit qu'à se renfermer dans une sage expectation; mais elle a besoin, pour opérer ce
changement salutaire, d'un degré déterminé
de forces; tantôt elle sera trop véhémente
ou trop foible, et tantôt ses mouvemens

tumultueux prendront une fausse direction ;
c'est pourquoi il importe au médecin d'apprécier avec justesse le degré et la tendance des
forces et de l'action vitales, afin de savoir les
exciter, les modérer ou les diriger à propos (1), se conformant scrupuleusement sur
ce point à la conduite que suivoit le Père de
la médecine en pareilles circonstances.

Il est aisé de juger, en lisant les ouvrages
du divin vieillard, qu'il respectoit les efforts
médicateurs de la vie et ne les contrarioit
point tant qu'ils étoient suffisans ; sans cela,
nous auroit-il décrit avec autant d'exactitude
les différentes phases d'une maladie, son type,
ses progrès, ses terminaisons et ses mutations;
nous eût-il indiqué d'une manière si précise
à quels signes on reconnoît le travail salutaire
de la coction ; nous eût-il appris quels sont
les jours dans les maladies où la nature prépare son triomphe, et ceux où elle l'achève
et le consomme ; en un mot, si ce médecin
célèbre eût abusé des remèdes, comme on

---

(1) C'est pendant cette période plus ou moins prolongée de
la maladie, que trouvent leur place utile les antispasmodiques,
les vésicatoires, la saignée, l'émétique, etc., suivant que
les forces de la vie sont troublées, affoiblies ou seulement
opprimées par la pléthore ou par des matières étrangères
contenues dans les premières voies.

ne le fait que trop de nos jours, auroit-il
produit ses aphorismes, ses coäques, ses pro-
rhétiques, ouvrages immortels qui sont pour
nous autant de preuves vivantes que l'art d'observer et de méditer fut comme habituel chez
leur auteur.

Mais quelque confiance qu'il eut au pouvoir
de la nature, ce grand homme ne s'aveugloit
ni sur son insuffisance, ni sur ses écarts;
l'expérience lui avoit appris que, dans bien
des circonstances, à force de lutter contre
l'agent morbifique, elle s'affoiblissoit et eut
nécessairement succombé, si l'art n'étoit venu
à son secours; que d'autres fois, cédant aux
mouvemens impétueux et déréglés, elle étoit
emportée au delà de justes bornes. C'est
pourquoi, dans le premier cas, il l'aidoit, la
fortifioit, et savoit la relever à propos; dans
ļe second, il affoiblissoit les efforts trop violens, détournoit ceux qui prenoient une direction vicieuse, et ramenoit le calme par
tous les moyens que sa sagesse et son savoir
lui suggéroient, traçant à ce sujet des règles
de régime et de traitement destinées à servir
dans la suite, de modèle et de guide aux
médecins de tous les âges et de tous les climats. Mais avançons.

Lorsque par ses propres efforts ou par des

secours sagement administrés, l'action vitale reprend son empire, et parvient à se dégager des obstacles qui l'entravoient: alors commence l'état de coction, et ce nouveau temps est annoncé par des signes entièrement opposés à ceux de la crudité.

Dans le cours du premier stade, les mouvemens organiques n'avoient aucuu terme fixe et déterminé ; les forces inégalement distribuées, se croisoient et sembloient se confon-dre , et tout n'étoit pour ainsi dire, que trouble et que désordre; les matières excrétées étoient dans un état de crudité remarquable par des caractères tranchés et saillans ; âcres, d'une odeur désagréable, dépourvues de liaison et de consistance, elles n'avoient encore ni cette cohésion, ni ces qualités douces et tempérées (1) qui devoient être le résultat du travail de la coction.

Dans la seconde période et à mesure que ce travail salutaire s'avance, on voit la maladie prendre une marche plus réglée et plus tranquille ; la circulation, la respiration, la sensibilité, les mouvemens musculaires ont plus d'égalité, de mollesse et de liberté; les couloirs sont plus souples, plus aisément perméables;

______

(1) *Fit autem concoctio ex permixtioae temperaturáque mutuá et quasi cocturá. Hipp.*

le système dermoïde se détend ; à cette chaleur âcre de la peau qui affectoit désagréable-
ment les doigts, succède une chaleur douce
et halitueuse ; les excrétions deviennent plus
épaisses, plus liées, plus coulantes et plus
homogènes ; la matière de l'expectoration est
blanche et consistante ; celle des selles res-
semble à de la purée ; les urines sont troubles,
et déposent un sédiment puriforme ; en même
temps la langue s'humecte par les bords ;
l'enduit qui la recouvroit diminue par degrés ;
elle se présente au médecin sans efforts et
sans être tremblante ; toute la bouche devient
plus humide, les gencives reprennent leur
couleur vermeille.

Les yeux du malade, précédemment obscurcis, brillent de leur clarté naturelle ; son
regard auparavant languissant, redevient ferme
et décidé.

Enfin le pouls qui, dans le premier temps,
participoit au spasme, à l'irritation générale,
et étoit constamment vif, serré, convulsif, et
dur, suit dans le second la direction des forces
vitales et se développe avec elles ; il se dilate,
et devient plus plein, plus fort, et plus libre ;
mais toutefois jusques là, comme le remarque
Bordeu, sans détermination particulière et
susceptible de les recevoir toutes indifférem-

ment. Cette révolution dure jusqu'au troisième temps où les humeurs préparées et les organes disposés obéissant aux derniers efforts que fait la nature, déterminent les excrétions et définissent la maladie. A cette époque nous verrons le pouls et les autres signes varier suivant le couloir par où se fera la crise.

Deux conditions, du reste, sont essentielles pour la sûreté de la coction.

En premier lieu, elle doit se faire successivement et par degrés, *paulatin*. Celle qui s'établiroit brusquement et sans régularité, ne mériteroit aucune confiance.

En second lieu, il faut, que les signes de coction, une fois établis, persévèrent et se soutiennent jusqu'au moment de la crise. *Pepasmi et cruditatis vicissitudo pessima*, disoit Duret dans ses coaques, cap. XVI.

Indépendamment d'un traitement inconsidéré, ou des écarts dans le régime qui peuvent troubler la coction et qu'on doit soigneusement éviter, il est beaucoup des causes qui s'opposent à la régularité de sa marche.

Ainsi chez les sujets affoiblis par un travail forcé de l'esprit, par l'intempérance ou par toute autre cause capable d'énerver, la coction se fait plus tard et d'une manière moins parfaite.

Les tristes affections de l'âme qui enchaînent les mouvemens et les retiennent vers l'épigastre, empêchent que l'action vitale se dirige librement vers le lieu de l'embarras; d'où il résulte que la matière n'est point élaborée ou qu'il s'en prépare peu à la fois.

Nous avons vu dans le précédent chapitre, qu'à l'époque de la virilité, la détermination des forces se faisoit de préférence vers l'intérieur, que l'organe externe perdoit peu à peu son activité, et que les entrailles recevoient un surcroit d'action qui alloit croissant de jour en jour. C'est pourquoi l'âge avancé ne sauroit être non plus favorable à la coction, vu que les mouvemens nécessaires à la perfection de ses actes, ne sont point assez libres par rapport à leur tendance naturelle vers le centre.

Mais parmi les causes propres à retarder la coction dans les maladies, on doit sur-tout prendre en considération, l'influence du changement et de la vicissitude des saisons. Au Printemps, disions-nous, la nature tend à se développer, ses mouvemens sont plus libres, son action plus étendue; dans l'Automne au contraire, elle est plus concentrée, ses mouvemens sont plus gênés, ses oscillations plus resserrées; en vain voudroit-elle s'appliquer,

d'une manière suivie, au travail de la coction,
elle est bientôt détournée ailleurs par les
variations brusques de l'atmosphère, qui sont
si fréquentes pendant la constitution autom-
nale ; delà vient que dans cette saison la plus
variable de l'année, les maladies, comme
l'avoit observé Hippocrate, sont longues et
d'un jugement difficile ; *in inconstantibus autem inconstantes et difficiles judicantur.*

Pendant le temps de la coction, le médecin
spectateur judicieux doit se borner à écarter
les causes accidentelles, et soutenir, s'il le
faut, l'état des forces par des moyens convenables. Il s'abstiendra de tout évacuant pour
ne pas occasionner quelque trouble funeste,
et il évitera tout ce qui pourrait déranger les
efforts de la nature, retarder la coction ou
l'empêcher et faire avorter la crise.

Le mot crise signifie jugement ; dans le
strict langage médical, ce mot employé seul
est pris en bonne part et sert à désigner le
jugement salutaire de la maladie.

Quand celle-ci tourne à la mort, si l'on
emploie le même mot, on y joint toujours
une épithète et l'on dit une crise irrégulière,
imparfaite, empêchée, mortelle.

En fixant notre attention sur les différentes
espèces d'évacuations critiques, nous parlerons

de leurs signes particuliers ; occupons-nous maintenant des signes généraux qui composent la perturbation critique ; celle-ci est le résultat, comme on sait, d'un grand effort de la nature qui rallie toutes ses forces pour éliminer les matières qu'elle a élaborées et qui lui deviennent désormais étrangères et nuisibles.

Cette perturbation s'annonce, dit Galien, par un dérangement singulier des fonctions; la respiration devient difficile et les yeux étincelans ; le malade tombe dans le délire ; il croit voir des objets lumineux ; il pleure, se plaint de douleurs à la nuque et d'une impression fâcheuse à l'orifice de l'estomac; sa lèvre inférieure tremble; son corps est vivement secoué; les hypocondres rentrent quelquefois; les malades se plaignent d'un feu qui les brûle dans l'intérieur du corps; ils sont altérés; il y en a qui dorment ou s'assoupissent; et à la suite de ces changemens, surviennent une sueur, un saignement de nez, un vomissement, un flux de ventre ou des tumeurs.

Ces efforts et ces excrétions sont proprement la crise; elle ne consiste pas seulement dans cette exaspération des symptômes, ce surcroît d'épiphénomènes qui forment l'appareil critique; il faut de plus que le *nisus criticus* soit suivi immédiatement de l'évacuation de l'humeur jugée.

Mais nous observerons que toutes les crises sont loin de s'opérer aussi subitement et avec cette commotion du système; il en est un grand nombre qui se font sans trouble manifeste et par des évacuations successives et modérées, et d'autres dans lesquelles le jugement a lieu d'une manière insensible et sans évacuations apparentes ; sur quoi je distingue trois espèces de crises.

Les premières, ou les crises proprement dites, sont celles, nous venons de le voir, qui précédées et accompagnées d'épiphénomènes plus ou moins alarmans, sont immédiatement suivies d'une évacuation sensible qui suffit quelquefois pour les terminer complétement.

Les crises de la seconde espèce, que je désigne par le mot solution, se font ordinairement sans que les symptômes de la maladie paroissent s'aggraver dans le temps qu'elles s'opèrent. Les évacuations utiles qui sont le produit de telles crises, durent souvent plusieurs jours, pendant lesquels la maladie diminue peu à peu jusqu'à ce qu'elle soit entièrement terminée. Ainsi la péripneumonie est ordinairement jugée par une expectoration louable, facile et abondante qui, durant plusieurs jours, soulage par degrés le malade, jusqu'à ce qu'il soit entièrement guéri; ainsi dans les fièvres catarrhales la mucosité s'évacue d'abord par le nez et la bouche, puis par les voies pulmonaires et cutanées, et enfin par les selles ou la vessie.

Les crises de la troisième espèce sont de véritables résolutions, sans aucune évacuation plus abondante que l'on puisse regarder comme critique ; les anciens les appeloient *lysis*.

C'est avec cette distinction bien établie qu'on éviteroit toute espèce d'équivoque et de confusion, et c'est pour avoir négligé de la faire, qu'il s'est introduit nécessairement des erreurs dans les nombreux ouvrages qui existent sur les crises.

Chaque espèce de crise a des signes propres qui varient suivant les organes par où l'humeur critique se fait jour.

Contentons nous de parler ici des espèces de crises qui ont lieu par les sueurs, les crachats, le vomissement, les selles, les urines, les hémorragies du nez, des vaisseaux hémorroïdaux et utérins, comme étant les plus fréquentes et les plus heureuses.

On connoîtra qu'une sueur critique a lieu, par un pouls plein, souple, mou, développé onduleux (1), un *rigor* ou frisson rigoureux qui précède ordinairement la crise, par l'élévation non-douloureuse des hypochondres, par la constipation du ventre jointe à la diminution des urines, par la rougeur du visage, une peau souple, humectée, une vapeur chaude qui s'élève du corps des malades, enfin par la constitution humide de l'année qui rend cette sorte de crise plus abondante.

La crise ou les torrens des excrétions se portent vers la poitrine, si aux douleurs des côtés, à la difficulté de respirer, à la toux, à des crachats tenus et teints de sang, succèdent des crachats épais et bien liés, d'un blanc sale, tirant plus ou moins sur le jaune ou le roux, dont l'expectoration prompte, facile et abondante soulage par degrés le malade et diminue la difficulté de respirer; si le pouls devenu moins fréquent, reprend de la plénitude, de l'égalité, de la force; et si ces caractères coïncident en même temps avec le resserrement du ventre, la sécheresse de la peau, la coction imparfaite des urines, en un mot l'absence de tous les signes qui annon-

***

(1) *Undosus* de Galien, *inciduus* de Solano; dans cette espèce de ponls, les pulsations croissent en grandeur successivement jusqu'à trois ou quatre.

cent les évacuations critiques par d'autres couloirs que par ceux de la poitrine.

Les signes du vomissement critique sont
un sentiment de froid aux extrémités inférieures et aux hypocondres ; un pouls serré,
spasmodique, inégal, assez fréquent ; une
douleur mordicante à la tête; la vue ténébreuse
comme s'il y avoit des nuages devant les yeux ;
la cardialgie, le tremblement de la lèvre inférieure et un écoulement nauséabond de
salive et de pituite par la bouche.

Les borborigmes, le météorisme du ventre,
un sentiment de pesanteur dans les reins,
des douleurs vagues dans les extrémités inférieures, un pouls inégal, intermittent (1),
sont des signes précurseurs du cours de ventre, et qui, précédés des signes de coction,
donnent lieu d'espérer qu'il sera critique.

On est pareillement fondé à espérer que
la crise se fera par les urines, si le malade
éprouve une pesanteur dans la région hypo-

____

(1) On lit dans le journal de médecine de Vandermonde
1760, une observation intéressante, rapportée par Gignoux,
médecin à Valence, concernant une péripneumonie inflammatoire dont la crise se fit par une diarrhée qui fut précédée et
accompagnée d'un pouls remarquable par son intermittence
dans chaque quatrième ou cinquième pulsation, dont la
durée supprimoit au moins deux diastoles.

7

condriaque, de la constipation , une tension
gravative dans l'hypogastre, des envies fréquentes d'uriner , et des ardeurs en urinant.
L'absence des signes qui indiquent les autres
excrétions , l'Hiver de l'âge et de l'année, le
resserrement du tissu de la peau concourent
aussi à faciliter et par conséquent à dénoter
cette évacuation , indépendamment des lumières que peut encore fournir le pouls qui,
dans ces circonstances , a été appelé myure
(myurus), parce qu'il donne par intervalles
trois ou quatre pulsations qui vont progres-
sivement en décroissant. Il semble que ce
pouls est précisément l'inverse de celui de la
sueur , dont les pulsations ondoyantes , souples, développées, s'élèvent au-dessus les unes
des autres consécutivement jusqu'à la quatrième pulsation, d'après les observations de
Solano de Lucques.

On connoîtra qu'il y aura une hémorragie
du nez, si après les signes de coction qui
auront précédé, il y a pesanteur à la tête,
au front, aux tempes, et tension dans le col,
avec un battement sensible dans les artères
de ces parties; si le visage est rouge, tandis
que le reste du corps est pâle; si les yeux
sont larmoyans, affectés de brouillards, plus
lumineux ou plus étincelans qu'à l'ordinaire;

s'il y a assoupissement, tintement aux oreilles, démangeaison dans les narines, tension non douloureuse des hypocondres ; si le pouls est plein, fort, vite, brusque, rebondissant, dicrote (1), pour nous servir de l'expression de Galien et de Solano.

On aura lieu de la soupçonner encore plus, si on est dans la saison du Printemps, si les malades sont sanguins, et s'ils n'ont pas encore atteint l'âge de 35 ans.

Si le visage est notablement plus rouge d'un côté que de l'autre, on peut prédire l'épistaxis du même côté.

IV. Les signes qui annoncent la crise par le flux hémorroïdal sont : des douleurs dans la région lombaire, des borborigmes, des flatuosités, un léger gonflement des hypocondres, une sensation de chaleur, de prurit dans le rectum, de pression vers l'anus et le périnée, de fréquentes envies d'uriner et d'aller à la selle ; le pouls, suivant Bordeu, est inégal et roide, il a une sorte de profondeur, de tremblottement, et de temps en temps quelques réduplications.

L'engourdissement des extrémités inférieu-

***

(1) Dans ce pouls il y a pour une contraction deux dilatations distinctes, ou plutôt chaque diastole s'exécute successivement en deux temps ; c'est pourquoi on l'appelle aussi *bis feriens.*

res , des lassitudes spontanées , le gonflement des seins , des douleurs gravatives autour des lombes et aux cuisses , des démangeaisons , quelquefois des élancemens plus ou moins répétés dans les parties sexuelles , des urines rares et décolorées : tels sont les signes d'une évacuation critique par l'utérus. Le pouls qui l'annonce, la précède et l'accompagne , est comme les autres pouls signes d'excrétions sanguines, redoublé, dicrote et sur-tout fort analogue au pouls hémorroïdal ; il est comme ce dernier, inégal, irrégulier, rebondissant, mais il est plus développé et ses pulsations sont moins dures et moins profon des (1).

Tous les signes que nous venons de décrire sont salutaires et ne trompent jamais lorsqu'ils arrivent après la coction , aux approches des jours critiques et que les forces du malade

---

(1) En parlant des crises par hémorragie , on sent bien qu'on n'a en vue que les hémorragies actives et nullement les hémorragies passives dont il ne peut être question ici. Les premières donnent toujours dans les maladies, quand elles ne sont pas excessives , une crise salutaire ; les secondes ne sont au contraire que des événemens sinistres et des symptômes redoutables. Celles-là sont l'apanage des maladies avec orgasme du système sanguin , avec exaltation des propriétés vitales ; celles-ci appartiennent à une classe d'affections où ces propriétés sont anéanties , où les solides ont perdu leur ressort , où enfin le sang et tous les fluides déjà frappés de mort, sont abandonnés à la décomposition putride.

sont suffisantes ; au contraire, ces mêmes signes donneroient lieu de craindre la mort ou un état dangereux, s'ils paroissoient dans les commencemens ou dans un état de grande crudité.

En revenant sur ce que nous avons dit des différentes excrétions critiques des organes, par où elles ont lieu, et des signes qui leur sont particuliers, nous ferons les remarques suivantes :

1.º Dans quelques circonstances la crise se fait par une seule voie. Ainsi les sueurs ou les hémorragies, les urines ou les déjections alvines suffisent quelquefois pour la terminaison heureuse des maladies; dans d'autres cas, on voit les maladies se terminer par plusieurs évacuations simultanées, telles que les crachats, les urines, les sueurs. Cependant les évacuations sont successives pour l'ordinaire, et il est plus rare de les voir se faire ensemble ; le pouls, dans ces circonstances, se compose de ceux qui sont propres à chacun des organes en travail, ou ceux-ci se succèdent alternativement.

2.º Lorsque la nature désigne un ou plusieurs organes pour servir d'issue aux produits de la coction, son choix est souvent déterminé par des circonstances d'âge, de sexe, de tem-

pérament, de prédominance organique, d'habitude, etc.; ainsi dans une fièvre très-aiguë
de la jeunesse, l'effort critique se fait ordinairement vers les parties supérieures, et
l'évacuation a lieu par un ou plusieurs organes situés au-dessus du diaphragme; au lieu
que la même fièvre traînant en longueur,
dans la vieillesse, se termine par les voies
inférieures. Telle maladie qui dans un jeune
homme plein de vigueur finit par une hémorragie nasale, est jugée par un flux hémorroïdal dans l'âge viril et sur-tout chez
les hémorroïdaires, ou par un flux utérin
chez les femmes, parce que ces organes étant
plus fréquemment en action, les mouvemens
sont plus portés à s'y diriger.

3.º Dans le travail de toutes les crises, les
hypocondres, comme on a dû l'observer, se
font toujours plus ou moins remarquer par
les caractères d'embarras et de sensibilité qui
s'y manifestent. Les Anciens regardèrent cette
région comme un centre de vitalité et un
point d'appui, dont la nature se servoit pour
déterminer ses efforts vers les parties supérieures et inférieures.

4.º Enfin quelque confiance que puissent
inspirer les différens signes affectés à chaque
crise particulière, il en est un plus sûr que

tous les autres, et qui au besoin pourroit en tenir lieu, je veux dire le signe du pouls. On lui a vi prendre un caractère différent suivant les périodes de la maladie; il a l'avantage de nous éclairer, comme disoit le grand Boerhaave, sur les qualités et les différens états de l'humeur morbide, suivant que cette dernière demande d'être préparée, rendue mobile, qu'elle est en mouvement ou en voie d'excrétion : *index est materiæ movendæ, motæ, excretioni paratæ et jàm incipientis secerni..* Aussi, ajoutoit-il, ne sauroit-on l'examiner assez attentivement, *accuratissime observandus.*

Ce signe ne fut point inconnu au Père de la médecine; et c'est sans fondement qu'un grand nombre de médecins ont avancé qu'il ne tenoit aucun compte de l'état du pouls et qu'il se mettoit peu en peine de ses différences; car quoique Hippocrate n'ait pas marqué, si l'on veut, toutes les variétés de ce signe, telles que les médecins les ont plutôt imaginées que réellement remarquées dans la pratique; on ne peut disconvenir toutefois, dit le savant Lefebvre, que le pouls ne lui ait été très-connu, qu'il n'en ait remarqué les différences (1) essentielles.

____

(1) Il parle tour à tour dans ses ouvrages de la dureté du pouls, de sa petitesse, de sa lenteur, de sa foiblesse, de

et qu'il n'en ait fait usage dans sa pratique comme d'un signe important.

Depuis Hippocrate, Hérophile paroît avoir été le premier qui a traité avec exactitude la doctrine du pouls ; il vouloit qu'on fit beaucoup d'attention au nombre et à la mesure de ses pulsations, et ne se fit tant d'honneur dans Alexandrie où il pratiqua, que parce qu'il fut versé dans l'art sphygmique.

C'est à ses grandes lumières sur le pouls, que Galien dut en partie ces succès dans sa profession , qui étonnèrent son siècle ; il est fâcheux qu'il répandit des ténèbres sur cette science, et que la vérité qu'on cherche dans ses ouvrages s'y trouve souvent comme étouffée par la logique verbeuse dont il les surchargea.

Dans son traité *de pulsibus*, Bellini recommanda l'étude du pouls, et prétendit qu'il n'était permis à aucun médecin d'en négliger l'observation.

Solano de Lucques en parla en maître vers la fin du 18.e siècle et dévoila des secrets qui

---

sa fréquence, de sa grandeur, de sa force, de son obscurité, de son intermittence même. Prosper Martian parle particulièrement d'un pouls qu'il appelle palpitant d'après Hippocrate qui l'avoit découvert, et le donne pour un signe certain de mort dans les maladies aiguës. Voyez l'art. de son commentaire *de judicationibus*, pag. 335.

n'étoient pas même probables pour les médecins de son temps. Depuis lui, Nihell,
Bordeu, Noortwyk, Michel, Cox, Fleming,
Fouquet, Menuret, Wetch et plusieurs autres,
ont enrichi cette matière, trop négligée, de
leurs recherches et de leurs travaux, au point
d'avoir fait en quelque sorte un art nouveau
de la doctrine du pouls. Avec cette doctrine,
a dit M. Le Camus, le pronostic dans les
maladies doit être plus certain, le traitement
plus éclairé et plus sûr, le temps pour placer
les remèdes plus déterminé, la qualité des
médicamens à employer plus décidée, la route
que choisit la nature pour se débarrasser
plus connue.

J'ajoute que le perfectionnement de l'art
sphygmique tendra à rappeler parmi nous la
sage lenteur d'Hippocrate, l'expectation, l'autocratie de la nature. Elle n'a que trop prévalu
dans des temps modernes, cette violente méthode de guérir par laquelle les médecins s'éri-
geant en maîtres, vouloient forcer les fièvres
aiguës à prendre le tour qu'ils jugeoient
convenable, par le pouvoir supérieur du raisonnement, sans avoir aucun égard aux observations des Anciens sur le cours naturel et les
progrès de ces maladies; ainsi s'appercevoient-
ils de quelque inquiétude extraordinaire, d'un

délire, d'un redoublement de fièvre, les saignées, les vésicatoires, l'opium et les autres
remèdes étoient aussitôt prescrits sans examiner d'après le concours des circonstances
qui avoient précédé, si les phénomènes qu'ils
combattoient étoient symptomatiques ou critiques ; attention cependant de la plus grande
conséquence, avant de se décider à l'emploi
d'aucun remède puissant. C'est pour ne pas la
faire cette attention, c'est pour ne vouloir toujours qu'une médecine agissante, qu'on a vu et
qu'on voit tous les jours des individus périr
victimes d'une conduite aussi téméraire qu'i-
gnorante. Hippocrate cite l'exemple d'un purgatif qui occasionna la mort d'un malade en
arrêtant une crise salutaire. Aubry, dans ses
oracles de Cos, rapporte l'observation d'un
homme d'un tempérament maigre et sec, qui
après avoir eu quelques accès de fièvre accompagnée d'une très-vive douleur de tête, eut le
4.e jour un écoulement de quelques gouttes de
sang par les narines ; le lendemain il lui sur-
vint une hémorragie qui, par son abondance,
étoit capable d'enlever la fièvre et la douleur
de tête ; mais on arrêta imprudemment le
cours de cette évacuation salutaire au moyen
des styptiques qu'on introduisit dans les narines ; à l'instant la fièvre redouble, le bas

ventre se météorise ; bientôt après, il survient des soubresauts convulsifs des tendons avec un assoupissement comateux dans lequel le malade meurt, le 14.e jour de sa maladie.

Il résulte de ce que nous avons dit, que pendant la troisième période et au temps de la crise, la médecine expectante est encore celle à laquelle il faut se tenir, tant que la réaction vitale est suffisante ; ce n'est que dans le cas contraire que le médecin aidera celle-ci en sollicitant, par les moyens appropriés, l'action de l'organe par lequel l'issue de l'humeur jugée doit avoir lieu.

En terminant cet article, nous observerons que si nous avons employé les idées et les mots de coction, de crise, de matière morbifique, au risque de passer pour un esprit timide et servilement attaché à de vieilles opinions, c'est que nous avons pensé que ces idées et ces mots ne sauroient être bannis de la médecine, sans nous faire courir le danger de perdre en même temps une grande partie des travaux des Anciens et, peut-être, leur esprit d'observation. Nous n'avons pu d'ailleurs oublier que les Duret, les Houlier, les Fernel, les Baillou, les Rivière, et tant d'autres dont la pratique fut si heureuse, étoient tous imbus, tous pénétrés des théories

anciennes. Notre devoir, sans doute, comme
l'a dit M. Lerminier, est d'être plus instruits
qu'eux, puisque nous vivons dans un siècle
plus éclairé; mais au moins efforçons nous
d'abord de savoir ce qu'ils savaient puisque
leurs succès qui ne peuvent pas arriver par
des voies indifférentes, nous prouvent qu'ils
avoient puisé aux bonnes sources et choisi
la bonne voie.

CHAPITRE IV.

Des jours décréteurs des maladies.

Les Anciens ne se contentèrent pas de soutenir qu'il y avoit une crise dans la plupart des
maladies aigues, et de donner des règles pour
déterminer la partie spéciale par laquelle elle
s'opéroit; ils crurent pouvoir fixer le temps
de cette crise, et c'est ce qui donna lieu à leur
doctrine sur les jours critiques dont nous avons
à dire un mot ici; doctrine qui quoique établie
par les observations des plus grands Médecins,
anciens et modernes, n'a pas laissé que d'être
dans tous les temps un sujet de contestation,
Cependant la terminaison des maladies à des
époques déterminées, n'est pas plus étonnante

qu'une foule d'autres faits qu'on voit se repro-
duire à des termes fixes , et puisqu'un temps
égal s'écoule chaque année depuis la floraison
jusqu'à la maturation des fruits , puisque la
gestation parcourt régulièrement la même période, puisque la dentition, les menstrues, la
sortie de la barbe , la nutrition , les sécrétions ,
ont des temps réglés, pourquoi les crises seules
n'auroient-elles pas les leurs? La maladie étant
un être du même ordre que la vie , qui naît
croît et décline, pourquoi n'y auroit-il pas,
dans son cours, un temps déterminé pour le
retour des organes à leur état de santé et pour
l'élimination des matiéres qui sont devenues
nuisibles?

Toutes les maladies aiguës se terminent en
quarante jours et souvent plutôt ; il en est qui
finissent vers le 3o.e et plus encore au 2o.e au
14.e ou au 7.e jour; c'est donc dans l'espace de
sept , de quatorze, de vingt ou de quarante
jours au plus qu'arrivent toutes les révolu-
tions des maladies aiguës.

Les jours d'une maladie dans lesquelles les
crises se font, sont appelés critiques ou décréteurs, il y a plusieurs différences entre ces
jours ; les jours critiques par excellence des
trois premières semaines sont le 7.e , le 14.e
et le 2o.e.

Galien dit avoir remarqué dans un seul Été plus de quatre cent maladies qui furent jugées au septième, et quoiqu'on trouve dans les épidémies d'Hippocrate, des exemples de sujets morts ce même jour, ce n'est que par un accident rare et dû à la force de leur tempérament qui fut cause que leur maladie se prolongea jusqu'à ce terme qu'elle ne devoit pas atteindre dans le cours ordinaire.

Le 14.ᵉ. est le second dans l'ordre des jours salutaires ; il est heureux et juge très-souvent; il supplée au septième, il a même mérité de lui être préferé par quelques anciens. Quant au 20.ᵉ il est aussi vraiment critique et salutaire, mais ses droits lui ont été contestés, comme nous le verrons plus bas.

Tous les autres jours peuvent juger quelquefois; mais ils ne valent pas les premiers en tant que critiques; ils ne sont pas même précisément regardés comme tels; c'est pourquoi on les a désignés par des dénominations particulières et on les a distingués en indicateurs, en intercalaires ou incidens, et en vides.

Les jours indicateurs appelés aussi contemplatifs, sont ceux qui indiquent ou qui annoncent que la crise se fera dans le quaternaire suivant; de cet ordre sont le 4.ᵉ le 11.ᵉ et le 17.ᵉ.

Le 4.ᵉ qui est le premier des indicateurs comme le 7ᵉ est le premier des jours critiques, annonce le septième qui n'est jamais aussi parfait qu'il doit l'être s'il n'est annoncé. Ceux qui doivent être jugés au septième présentent un énéorême dans les urines au 4.ᵉ, dit Hippocrate (1). Ce jour peut être critique lui-même dans le cas où la maladie seroit très-aiguë; ainsi l'on voit que Périclès guérit par une sueur très-abondante au 4.ᵉ. C'est à ce jour que se rapportent les prédictions les plus heureuses et les plus frappantes de Solano qui, sans le désirer et sans le prévoir, provoqua le renouvellement des mystères de l'art sphygmique, vers le milieu du 18.ᵉ siècle.

Le 11.ᵉ est indicateur du 14.ᵉ, et ces deux jours du second septénaire sont entr'eux dans lés mêmes rapports que le 4.ᵉ et le 7.ᵉ du 1.ᵉʳ; le 11.ᵉ devient critique comme le 4.ᵉ et même plus souvent, car Galien observa que tous ses malades furent jugés le 11.ᵉ pendant un Automne.

Le 17.ᵉ est l'indicateur du 20.ᵉ, mais il perdroit cette prérogative pour la céder au 18.ᵉ, si le 20.ᵉ cessoit d'être critique, comme on l'a prétendu.

____

(1) *Quibus septima die morbi judicantur, nubeculam habet urina, quarta die rubram, aph. 71, sect. IV.*

Les jours intercalaires ou incidens, sont le
3.ᵉ, le 5.ᵉ, le 9.ᵉ. le 13.ᵉ, le 19.ᵉ, ils ne vallent
jamais les jours critiques, et s'il y survient
des crises, elles ne sont ni bonnes, ni certaines; elles ont été rapportées à la nature
irritée et provoquée par la maladie; de-là
vient que ces jours ont été encore appelés
provocateurs.

On conçoit que dans les deux premiers
septénaires, à mesure que la marche des maladies est plus prompte et plus active, la
violence des redoublemens peut provoquer
la nature et donner lieu à des crises qui
tomberont en des jours non-critiques; tels
sont le 3.ᵉ et le 5.ᵉ dans la 1.ʳᵉ semaine, le
9.ᵉ et le 13.ᵉ dans la seconde, le 19.ᵉ dans la
troisième.

Les jours vides, qu'on nomme ainsi, parce
qu'ils ne jugent point ou jugent malheureusement, qu'ils n'indiquent rien et qu'ils ne
suppléent presque jamais les jours critiques,
sont le 6.ᵉ le 8.ᵉ le 10.ᵉ, le 12.ᵉ le 16.ᵉ le 18.ᵉ.

Tous ces jours, si l'on excepte le sixième,
qui juge souvent mal et malheureusement,
sont de peu de conséquence relativement à la
figure qu'ils font dans la marche de la nature;
mais ils sont par cela même très-précieux aux
médecins, auxquels ils présentent le temps

favorable pour placer leurs remèdes; ce sont pour ainsi dire, les jours de l'art qui n'a presque aucun droit sur tous les autres, puisqu'il ne lui est jamais permis de déranger la nature qui partage son travail entre les jours critiques et indicateurs, et qui se repose ou prend haleine les jours vides.

Reprenons. Nous avons dit que le 7.e, le 14.e et le 20.e étoient les jours critiques par excellence, mais que ce dernier ne jouissoit pas paisiblement de ses droits. Archigène et Dioclès lui disputoient cette prérogative pour la transporter au 21.e. Suivant leur compte, le 15.e commençoit la troisième semaine et le 18.e se trouvoit indicateur du 21.e; mais on a observé contr'eux, 1.º que tous les multiples du 20.e tels que le 40.e, le 60.e, le 80.e etc., sont critiques et qu'il est le seul qui jouisse de ce droit; les multiples des autres jours n'étant point décrétoires. 2.º Que le 20.e jour juge le plus éminemment, comme le prouve le nombre des crises salutaires observées par Hippocrate ce même jour (1). 3.º Que dans les calculs du Père de la médecine, auxquels il fut conduit par une multitude d'observations, trois semaines

______

(1) Il fait mention de seize crises opérées au 20.e jour, dont dix furent heureuses, une incomplète et cinq mauvaises. Il ne parle que d'une seule arrivée au 21.e et qui fut pernicieuse.

consécutives ne font que vingt jours révolus, parce que la troisième semaine est liée avec la seconde et que le même jour achève l'une et commence l'autre, *septenarii habentur 7.ᵘˢ 14.ᵘˢ 20.ᵘˢ; secundus enim septenarius cum octavo die incipit, tertius cum decimo quarto.*

Sur quoi il est à propos de faire observer pour plus d'éclaircissement, qu'Hippocrate reconnoissoit des jours pairs et des jours impairs, et des jours tout à la fois pairs et impairs; le 14.ᵉ est du nombre de ces derniers; il termine la seconde semaine et commence la troisième, comme le 34.ᵉ finit la cinquième semaine et commence la sixième.

Après 20 jours la nature n'est plus aussi vivement excitée; l'activité de ses mouvemens diminue en raison de la longueur de la maladie; on ne voit plus paroître les crises jusqu'au 40.ᵉ jour, que le 27.ᵉ, le 34.ᵉ et le 40.ᵉ; tandis que nous avons vu que jusqu'au 20.ᵉ jour, elles s'opéroient plus ou moins parfaitement, dans des intervalles plus rapprochés (1).

Après le 40.ᵉ jour, les jugemens n'ont plus lieu que de vingt en vingt jours, à raison

---

(1) C'est le rapprochement de ces crises dans les trois premiers septenaires qui faisoit admettre à De Haen, à Cullen, l'influence de la période tierce dans les onze premiers jours, et de la période quarte dans les jours suivans jusqu'au 20.ᵉ.

de la foiblesse des mouvemens organiques, jusqu'au 120.ᵉ inclusivement.

On peut lire l'histoire d'Héropyte d'Abdère qui entra seulement le centième jour en convalescence; de Parion de Thase qui mourut le 120.ᵉ; de la femme de la fontaine froide qui expira le 80.ᵉ; de Cléonactide qui fut jugé seulement et définitivement le 80.ᵉ jour.

Passé le 120.ᵉ jour, la nature étant trop foible et ses mouvemens trop lents pour pouvoir entreprendre des crises de proche en proche, le nombre des jours ne se compte plus, et les changemens qui s'opèrent dans les maladies qui se prolongent au-delà de ce terme, semblent désormais ne se rapporter qu'à l'influence générale des saisons, en sorte que les unes se terminent vers les équinoxes, les autres vers les solstices, ou si les nombres ont encore lieu, on ne compte plus que par mois et par années ; c'est ainsi qu'Hippocrate vouloit que certaines maladies des enfans fussent jugées dans le septième mois de leur naissance, et d'autres seulement dans leur septième et même leur quatorzième année : *Plurimæ verò affectiones pueris judicantur, partim in quadraginta diebus, partim in septem mensibus, partim in septem annis, partim ad pubertatem accedentibus.* Aph. XXVIII, sect. 3.

La coction, les crises et les jours critiques exigent nécessairement la fixation du jour médical ou du premier jour de la maladie et qu'on tienne compte des jours suivans ou du numérique de ces jours; ils exigent également qu'on soit fixé sur l'instant auquel doit être rapporté le commencement de la maladie.

Le premier jour (suivant le Père de la médecine, dont l'opinion sur ce point semble le plus généralement suivie) doit se compter seulement du moment de l'invasion de la maladie jusqu'au coucher du soleil ; il ne s'étend pas jusqu'à l'heure correspondante du lendemain. Ainsi le premier paroxysme survenant, par exemple, à six heures du soir, le soleil éclairant encore l'horizon, on compte, de ce moment le jour médical, lequel finit à la nuit ; car ce moment, cette heure du jour, comme l'observe très-bien Fouquet, comprend en soi la vertu des heures de la journée qui ont précédé ou amené le commencement de la chaîne des mouvemens qui doivent composer la période entière ou la constitution de la maladie; les autres jours comptent du lever au coucher de cet astre.

Il reste à determiner si la nuit appartient au jour précédent ou à celui qui la suit. L'expérience seule décide ; elle prouve qu'une nuit calme est ordinairement suivie d'un jour calme; on ne doit donc pas séparer la nuit du jour qui lui succède; en conséquence, la nuit qui suit le jour pendant lequel l'invasion de la maladie a eu lieu, appartiendra au deuxième jour.

Quant au temps précis où l'on doit rapporter le commencement de la maladie, Hippocrate et Galien s'accordent à désigner l'instant où une personne s'est sentie bien décidément attaquée du premier *insultus* de la fièvre, ou a éprouvé les premières atteintes de sa maladie. Il y auroit trop d'inconvénient à vouloir compter ce commencement du moment où les malades s'alitent, puisqu'on voit les uns robustes, peu sensibles aux souffrances, ou distraits par les affaires, s'aliter plus tard, tandis que les autres foibles et pusillanimes, se couchent au moindre dérangement qu'ils éprouvent dans leur santé.

La doctrine des crises et des jours décréteurs a eu le sort des connoissances humaines; tour à tour défendue avec enthousiasme et rejetée avec mépris, elle a compté de tous les temps, des partisans zelés et d'ardens détracteurs. Sans vouloir rien décider nous-mêmes sur un point aussi important, contentons-nous d'offrir ici un tableau rapide et comparatif des uns et des autres ; ce tableau, en éclairant notre jugement, servira à nous faire connoître de quel côté se trouve l'avantage et auquel des deux partis, il convient de donner une juste préférence

Parmi les détracteurs, on doit ranger en première ligne Asclépiade et ses sectateurs, qui accusèrent Hippocrate de s'être laissé entraîner par les dogmes de Pythagore sur les nombres. Cette doctrine fut également proscrite par les Médico-Chimistes, qui osèrent sur ce point traiter les idées des Anciens de pures niaiseries. Vanhelmont prétendit que c'étoit une impertinence de vouloir comparer les crises à un combat ; qu'il falloit les négliger, les empêcher, et il attaqua les jours critiques avec ce ton d'exaltation et cette ardeur impétueuse qui caractérisent ses ouvrages.

Chirac, dans son traité des fièvres malignes, regarde Hippocrate et Galien comme des empyriques qui, dans une profonde obscurité, ne marchoient qu'à tâtons, et ne sauroient être regardés par tout esprit éclairé que comme des maréchaux ferrans qui ont reçu les uns des autres quelques traditions incertaines (1).

_____

(1) Pour connoître cet homme étonnant qui donna le ton à toutes les Ecoles de France pendant un demi-siècle, il ne fau-

C'est en suivant les mêmes principes que Fizes s'explique ainsi dans son traité des fièvres : Nous dirigeons la nature qui s'égare et nous la relevons dans ses chutes, sans attendre négligemment les crises : *naturam errantem dirigimus et collabentem sustinemus, non otiosi crisium spectatores.*

Nous purgeons au moins de deux en deux jours, *saltem alternis*, répète-t-il souvent ; notre méthode n'effarouche que ceux qui ne voient que des livres et non des malades ; nous saignons toutes les fois que la vivacité et la roideur du pouls l'exigent, à la fin des maladies comme au commencement.

On sait de plus que l'existence des jours décrétoires a été niée ou contestée par Lucas Fozzi, par Fisjoo, par M. Caillot et autres.

---

droit pas s'en tenir à l'éloge qu'en a fait Fontenelle ; d'après cet éloge, on seroit tenté de le regarder comme un des plus grands médecins depuis Hippocrate ; mais si l'on évalue ce que vaut Chirac sur ses ouvrages et ses dogmes de médecine-clinique, on verra que ses théories de l'inflammation qu'il voyoit partout, lui ont fait établir le précepte des fréquentes saignées dans les maladies aiguës ; que feignant d'ignorer ce que peut la nature, il se glorifioit de pouvoir guérir ces maladies sans avoir égard à son influence ; qu'il a bouleversé et détruit la médecine expectante ; et qu'enfin celui qui savoit diminuer la pléthore par les saignées, enlever les saburres par les émétiques et les purgatifs, masquer l'âcre par les invisquans, connoissoit les vraies ressources thérapeutiques.

Si nous passons maintenant au parti opposé, quelle foule d'autorités ne voyons-nous pas se réunir en faveur de cette doctrine?

Sortie de l'école de Cos, elle fut accueillie et soutenue avec chaleur par Galien et les auteurs Grecs qui marchèrent sur ses traces. Les Arabes n'y firent aucun changement ; ils la supposoient irrévocable et connue ; ils étoient d'ailleurs trop prévenus en faveur de Galien, d'Ætius et d'Oribase pour former quelque doute sur leur système.

Si, parcourant la suite des temps, on s'arrête à Forestus et on examine les observations de cet homme illustre qui ne le céda pour l'érudition et l'expérience à aucun autre de son siècle, on le voit, au moyen des règles établies par les Anciens, prédire plusieurs crises, un, deux, et même trois jours avant qu'elles paroissent, comme tout médecin curieux qui voudra se donner la peine de lire ces histoires, s'en convaincra avec autant de plaisir que de surprise.

Harvée fut un des plus grands partisans de cette doctrine ; peut-être même qu'en la portant trop loin, il ne fut pas exempt de quelque reproche d'avoir méconnu les pouvoirs respectifs de la nature et de l'art.

Attachés à l'école de Pergame; les Dulaurens,

les Sennert, les Rivière la suivirent fidèlement
sur cet article et écrivirent en faveur des
crises et des jours critiques ; le premier a été
un de ceux qui ont donné un traité des plus
complets et des mieux faits concernant cette
matière.

L'école de Paris se glorifiera long-temps
d'avoir possédé dans son sein trois hommes
également illustres, Houlier, Duret et Baillou ;
ils furent les restaurateurs des opinions anciennes sur cette matière, et ils fondèrent
un système de pratique qui se soutint malgré
les chimistes, jusqu'au temps des Chirac et
des Sylva.

En lisant les écrits de Stahl , on y aperçoit
un penchant très-décidé pour les crises et
les jours critiques ; son autocratie le condui-
soit à imiter la lenteur et la méthode des
Anciens, plutôt que la vivacité des chimistes;
l'expectation devint, pour ainsi dire, un mot
sacré dans la secte des Stahliens.

Passerons - nous sous silence Baglivi et
Boerhaave qui tour à tour professent la même
doctrine à Rome et à Leyde; ils consultent la
nature et ne croient la trouver mieux peinte
que dans Hippocrate, auquel ils ramènent
sans cesse leurs lecteurs.

Un célèbre professeur de Hall, Frédéric

Hoffmann, dans le même temps, s'attachoit à démontrer, par une expérience de 40 années de pratique, que dans les fièvres aiguës le 4.ᵉ, le 7.ᵉ, le 11.ᵉ, le 14.ᵉ jours sont particulièrement remarquables pour les jours critiques; il distinguoit des autres jours, le 9.ᵉ et le 11.ᵉ pour les évènemens malheureux qui les accompagnent souvent.

Si j'en viens à des temps plus rapprochés de nous, des autorités sans nombre se présentent à l'appui de cette même doctrine.

Gaubius se fait cette question à lui-même, si l'on peut se fier aux jours critiques, et s'ils sont dus réellement aux décisions de la nature, ou plutôt aux fictions superstitieuses de Pythagore, et il répond qu'une matière de cette importance, exige de tous les véritables maîtres de l'art, que mettant de côté les finesses du raisonnement, ils se réunissent pour faire en sorte de la déterminer enfin, d'une manière solide, par des observations très-recherchées et des expériences très-exactes. Je serois bien trompé, ajoute-t-il, si alors l'autorité d'Hippocrate, la fidélité de Galien, le pouvoir et l'ordre de la nature ne sont pas prouvés de reste.

De Haen, dans son article sur les crises et les jours décréteurs, se réjouit d'avoir trouvé

les observations conformes à celles du vieillard
de Cos.

Il faut faire peu d'attention, s'écrie Cullen,
à l'opinion de plusieurs modernes qui nient
l'empire des jours critiques; car on sait que
l'observation de la marche des fièvres continues est difficile et sujète à induire en
erreur; c'est pourquoi la régularité de cette
marche peut souvent avoir échappé aux
observateurs peu attentifs et préoccupés de
préjugés.

Barker leur adresse le même reproche;
il y a des médecins qui ne veulent pas croire
que la doctrine des crises et des jours critiques
dont les anciens faisoient tant de cas, ait
aucun fondement dans la nature des choses;
mais si nous examinons cette matière à fond,
nous trouverons que leur incrédulité sur ce
point, ne tire son origine que de ce qu'ils
n'ont pas observé les progrès de la nature
dans les maladies avec autant d'exactitude
que les Anciens le faisoient; car nos fièvres
ont tous les symptômes que décrit Hippocrate
et se terminent par les mêmes évacuations.

J'ouvre les oracles de Cos d'Aubry et je lis....
Si mon témoignage pouvoit être de quelque
poids, je certifie avec toute la franchise d'un
homme qui fait profession de ne tromper

personne, que depuis environ trente ans, j'observe cette doctrine avec toute l'attention dont je suis capable et que je l'ai toujours trouvée, à fort peu de chose près, conforme à ce qu'en dit Hippocrate.

Qu'on parcoure la fièvre bilieuse de Lausane de Tissot, son avis au peuple, ses maladies des nerfs, le *ratio medendi* de Stoll, les traités des fièvres de Piquer, de Grant, etc., et on verra ces auteurs soutenir également la doctrine des crises et des jours critiques, qu'ils appuyent encore de leur expérience particulière. Cette doctrine fut celle des Barthez, des Grimaud; Fouquet la prôna dans ses leçons et dans ses écrits, et M. Roucher ne craint pas de dire anathême aux jeunes médecins qui ne respecteroient pas ces jours décréteurs que la nature destine si sagement à opérer la coction et les crises des maladies.

Nous terminerons cet article par les réflexions suivantes de deux auteurs modernes, Clerc et Landré-Beauvais, tous les deux recommandables par des écrits qui décèlent l'esprit observateur.

Il est certain, a dit le premier, que chaque maladie a ses crises qui lui sont propres, et si on ne les observe pas de nos jours, comme on les observoit dans l'antiquité, c'est qu'on a trop de confiance dans les remèdes et qu'on n'en a pas assez dans la nature; nous la troublons sans cesse dans son ouvrage et les remèdes souvent déplacés sont des objections auxquelles elle ne peut répondre. C'est parmi le peuple que la nature abandonnée à elle-même, jouit de tous ses droits et nous fait voir ses ressources dans les maladies.

C'est à la campagne, c'est dans les villes, remarque le second, parmi les personnes qui mènent une vie simple et régulière et qui ne sont pas débilités par des excès ou par une extrême vieillesse; c'est en évitant de faire une médecine trop active, quelquefois salutaire et plus souvent nuisible; c'est en se bornant à combattre des complications ou des efforts vicieux de la nature, qu'on peut vérifier la doctrine des crises. Je peux assurer que depuis près de vingt années que je me livre à l'exercice de la médecine, j'ai constamment observé les crises aux époques indiquées par Hippocrate, lorsqu'une médecine perturbatrice ne dérangeoit par la marche naturelle des maladies.

CHAPITRE V.

Des signes des maladies.

LE signe dans les maladies , est un effet apparent au moyen duquel on parvient à connoître d'autres effets moins ostensibles et qui se dérobent au témoignage des sens.

Récelées dans les replis du corps vivant, les maladies ne peuvent être découvertes qu'à l'aide des signes dont la lumière vive donne à l'esprit une connoissance si parfaite des objets cachés , qu'on croiroit les apercevoir de ses propres yeux (1).

La science des signes fut de tous les temps indispensable pour le médecin. Comment, en effet, pourroit-il observer ? comment, lorsque divers symptômes d'une maladie frappent ses regards, tour à tour les analysant et les comparant ensemble, seroit-il en état d'en saisir les rapports, d'en apprécier la valeur et d'en

---

(1) *Morbi in intimo corporis recessu conditi, qui neque cerni neque ullo sensu percipi possunt, solis signis intelliguntur, quibus tanquam rerum indiciis, mens rectâ ratione ducitur, et in recondita penetrans, quæcumque magna obscuritate involvuntur sic aperit, ut oculis ea cernere videatur.* Fernel.

tirer de justes conséquences, si, étranger à la séméïotique, il ignoroit absolument cette branche si importante de l'art de guérir, sans laquelle tous les fondemens de la médecine s'ébranlent et s'écroulent (1).

Mais indépendamment de ce que l'art d'observer est fondé sur les signes, et que sans eux il ne peut y avoir de véritable observation; cette science a été encore surnommée la médecine indicante, *medicina indicans*, parce que les signes sont par eux-mêmes, comme l'a dit M. Double, autant d'indications suffisantes des méthodes curatives à employer.

Ce qui établit déjà une différence entre les signes et les symptômes, attendu que ceux-ci considérés isolément ne sauroient fournir des indications positives.

Une autre différence non-moins essentielle qui existe entr'eux, c'est que les signes comme les symptômes sont des effets médiats ou immédiats de la maladie; mais que les signes ne sont jamais que la conclusion que l'on tire et des conséquences qu'on déduit des symptômes.

Tout le monde peut être frappé des symp-

---

(1) *Tanta est signorum necessitas ut, his sublatis, medicinæ fundamenta corruant.* Fernel.

tômes , chacun peut les apercevoir et les saisir , il ne faut que des sens ; la connoissance des signes exige un travail de l'esprit ; elle est le résultat de la réflexion et du raisonnement dirigés sur ces mêmes symptômes dont on découvre la signification.

Lorsqu'on dit que tout symptôme est un signe, cette vérité ne peut donc s'entendre que par rapport au médecin dogmatique et éclairé ; celui-là seul convertit le symptôme en signe ; il sait conclure de ce qu'il voit à ce qu'il ne voit pas, et par les effets apparens juger des effets plus cachés et qui se dérobent au témoignage de ses sens (1).

C'est parce que les Cnidiens faisoient trop attention aux symptômes et pas assez aux signes que le Père de la médecine s'élevoit, de son temps , contre eux et leur adressoit de justes reproches. Ces médecins s'entendoient très-bien à la description d'une ma-

______

(1) Ainsi dans une fièvre aiguë tout le monde s'aperçoit du délire , du rire sardonique , des mouvemens du malade qui chasse aux mouches , ou ramasse ses couvertures. Il n'y a que l'homme de l'art exercé , qui connoisse l'état du cerveau auquel se lient ces symptômes , le danger de cet état et l'issue fâcheuse qu'on doit en craindre.

C'est cette conclusion plus ou moins rapide que l'esprit tire des symptômes pour les transformer en signes , qui constitue le tact médical.

ladie et en traçoient le tableau avec une exactitude admirable ; mais contens de la connoître par le concours des accidens qui en désignoient l'espèce, ils ne pénétroient point dans les causes de ces accidens, au lieu que les dogmatiques dont Hippocrate est le Père, ne s'en tenoient pas seulement à l'apparence et aux objets extérieurs qui frappoient leurs yeux ; ils cherchoient encore à parvenir des choses connues aux choses cachées et inconnues, pénétrant ainsi jusqu'à la cause essentielle de la maladie, qui seule fait la base fondamentale du traitement (1).

Mais la science des signes n'est pas l'ouvrage d'un jour, elle est le fruit de longues études et suppose dans celui qui la possède des connoissances très-étendues.

Et d'abord puisqu'il est constant que l'étude des fonctions d'un organe nous éclaire sur la nature de ses affections, il ne sauroit ignorer ce qui a rapport à l'état physiologique de l'homme ; ce tableau présent à l'esprit du jeune

____

(1) *Qui Cnidias appellatas sententias conscripserunt, recte quidem scripserunt ea quæ patiuntur ægroti in singulis morbis, et quomodo quædam ipsorum evenerunt, et hactenùs quidem etiam qui medicus non sit, recte conscribere possit, si recte ex singulis ægrotis quæ patiuntur didicisset ; quæ verò medicum ante discere oportet, ægroto non referente, pleraque omissa sunt. De victu acutorum.*

médecin , lui sert comme de terme de comparaison auquel il ramène tout ce qu'il observe.
Eh! comment seroit-il en état de discerner
les changemens morbides qui se sont intro-
duits dans les hypocondres, par exemple,
s'il n'a examiné ces parties telles qu'elles
étoient antérieurement et pendant l'état de
santé? Comment, appelé à traiter une péripneumonie grave, pourra-t-il en déterminer
le degré de danger, et porter un pronostic
sur les suites, si tous les caractères d'une respiration libre et naturelle ne lui sont parfaitement connus?

Pourroit-il être étranger à l'anatomie, surtout à cette partie de l'anatomie cultivée de
nos jours avec tant d'ardeur, qui a pour
objet de rechercher et de décrire les altérations de nos organes, et qui, suivant la remarque de M. Royer-Colard (1), « en suivant
» pas à pas les traces que la maladie imprime
» sur ses victimes, remonte quelquefois jusqu'à
» l'origine de la maladie elle-même », et en
donne l'histoire complète pour servir de base
au diagnostic et au pronostic dans d'autres cas
analogues ?

____

(1) Voyez le discours de ce Professeur, aussi judicieusement
pensé que bien écrit, prononcé en séance publique de la
Faculté de médecine de Paris , le 23 Décembre 1818.

Il doit être versé dans la pathologie spéciale; car on conçoit très-bien que pour parvenir à prévoir les événemens des maladies, il faut les connoître préalablement par les symptômes qui leur sont propres et qui les caractérisent.

Il doit également s'être nourri de la lecture des meilleurs auteurs qui ont écrit sur les signes et avoir fait au lit des malades, surtout sous les yeux d'un habile praticien, des applications plus ou moins répétées des connoissances acquises par cette lecture; cet exercice précieux, en lui devenant familier, le met à même d'estimer la juste valeur des symptômes et d'en déterminer les relations avec l'état intérieur.

Aidé enfin de la chimie et de la physique médicale, il mettra mieux à profit la connoissance des causes procathartiques. Pouvant déterminer avec plus de précision les effets qui correspondent le plus fréquemment à ces causes, il saura tirer du passé, des lumières qui l'éclaireront sur l'état présent des maladies et sur l'avenir.

Il y a trois sortes de signes qui se rapportent : 1.º à la connoissance actuelle de la maladie; ce sont les signes diagnostics; 2.º à ce qui a précédé; ce sont les signes anamnestiques ou commémoratifs; 3.º à ce qui arrivera; ce sont les signes pronostics.

Les signes diagnostics se manifestent avec la maladie et nous font juger de l'état actuel du malade, de la nature et du siège de l'affection.

Pour avoir quelque consistance, de tels signes doivent être nécessairement fondés, non sur des symptômes équivoques et qui par là même induiroient en erreur, ni sur des symptômes accidentels et variables qui peuvent paroître dans le cours d'une maladie comme n'y paroître pas; non plus que sur des symptômes généraux ou communs qui, ayant lieu dans presque toutes les maladies, n'appartiennent par conséquent à aucune en particulier, mais sur des symptômes pathognomoniques, essentiels, univoques, les seuls qui appartiennent véritablement à la maladie et qui la caractérisent.

Malheureusement il en existe très-peu qui méritent ce nom et sur lesquels on puisse compter; trop souvent insuffisans, ils ne présentent que des probabilités, lorsqu'ils devroient s'approcher de la certitude; et c'est à les éclairer et à les renforcer que viennent concourir les signes commémoratifs; à l'aide de ces derniers, le médecin se rapporte au

temps passé, va à la recherche des circonstances qui ont précédé la maladie, des causes
qui lui ont donné naissance, de celles qui
ont favorisé son développement, et trouvant
dans cette investigation de quoi appuyer,
fortifier son diagnostic, il marche avec plus
d'assurance dans une route obscure et difficile.

Voyez ce jeune homme éprouvant les atteintes d'une péripneumonie dont il vous est
impossible encore de déterminer la véritable
nature, d'après le tableau des signes qu'elle
vous présente; mais le vent froid et boréal
qui a soufflé, l'abus que le malade a fait de
boissons ardentes et spiritueuses, l'exercice
violent auquel il s'est livré, sa transition subite du chaud au froid, le corps étant tout
en sueur, etc.; ce sont là autant de signes
commémoratifs qui viennent vous éclairer sur
l'état actuel de la maladie et achever de mettre
dans tout son jour la cause dont elle dépend.

Ces signes font juger, dès le début, ce
qu'une maladie sera, et aident souvent à la
prévenir par des remèdes donnés coup sur
coup et à propos.

Après avoir recherché dans les signes pré-
sens et passés la cause essentielle de la maladie, celle qui en constitue la nature et en
détermine la méthode thérapeutique, le mé-

decin s'occupe enfin de découvrir dans le rapprochement des symptômes, dans leur comparaison, dans l'appréciation de leur intensité, de leur gravité, dans leur durée, etc., quelle sera l'issue de la maladie et ce qu'il faut en craindre ou en espérer.

Cette partie de la séméiotique concerne le pronostic. La connoissance des signes qui s'y rapportent, est d'une nécessité absolue pour le médecin dans l'exercice de sa profession; car à peine visitera-t-il des malades qu'on lui demandera son sentiment sur leur état, et pourroit-il se dispenser de répondre, observe Le Roy, sans s'exposer à donner une mauvaise opinion de ses lumières ou de son caractère; d'ailleurs cette connoissance lui est encore très - avantageuse, en ce que les pronostics qu'il porte, confirmés par les événemens, l'environnent de beaucoup de considération, en donnant une haute idée de ses talens et de son expérience ; car, qu'on ne s'y trompe point, ce n'est pas par des guérisons fortuites que la nature auroit peut-être opérées plutôt, si de mauvaises manœuvres n'y eussent mis obstacle, qu'on juge véritablement de l'habileté d'un praticien; c'est la justesse du pronostic qui seule annonce le grand médecin et qui fait distinguer, a dit M. Clerc, l'homme

de la nature de celui qui n'en est que le
singe.

Il est impossible, disoit le Père de la médecine, que tous les malades guérissent; car
autrement la science de les guérir seroit in-
finiment supérieure à celle de prévoir les événemens heureux et malheureux; mais puisque,
par la nature de son être, l'homme ici bas est
destiné à éprouver des maladies et à mourir,
et que l'expérience journalière nous apprend
que, dans le nombre des malades, il en est
qui succombent à la violence de leur mal
avant l'arrivée du médecin; d'autres qui meurent aussitôt après sa visite; d'autres qui ne
lui survivent que de peu de jours, et d'autres
enfin qui semblent condamnés à traîner long-
temps une triste et languissante vie, et dont
l'état résiste à tous les secours de l'art; qu'aura
de mieux à faire le médecin, que de bien
connoître la nature de ces affections pour
en prédire l'issue favorable ou funeste. En
agissant ainsi, il sera justement admiré et
acquerra la réputation d'un bon médecin dans
l'esprit des personnes sensées et judicieuses;
car, ajoutoit le divin Vieillard, celui qui,
apercevant les objets de loin, sait avec une
égale habileté, rétablir la santé et prédire
la mort prochaine, sera exempt de tout blâme,

a culpa exors fuerit. Traité des prénotions.

Mais à quel degré de supériorité que porte le médecin cette pénétration de l'esprit qui le fait lire dans l'avenir, il ne doit point oublier que ses prédictions ne sauroient jamais acqué-rir une entière certitude dans les maladies aiguës, soit pour ce qui concerne le salut, soit pour ce qui regarde la mort du malade; c'est pourquoi c'est toujours un devoir pour lui de s'expliquer avec la plus grande réserve, tant sur les orages qui peuvent survenir dans le cours des maladies que sur les craintes et les espérances qu'il peut en concevoir; c'est pour s'être prononcés à cet égard sans réflexion et avec une légèreté condamnable, que j'ai vu les médecins les plus occupés de notre ville commettre des fautes graves, faites pour les perdre totalement de réputation, si le public en eût eu connoissance.

Les lois suivantes qu'on ne doit point perdre de vue, en servant de base au pronostic, concourront à en assurer les succès.

1.º Les signes pronostics doivent avoir de la consistance et être permanens, *firma et constantia*, comme disoit Houlier; ainsi le hoquet, des urines aqueuses et tenues, des yeux larmoyans sont des signes qui aggravent le pronostic d'une maladie aigue, lorsqu'ils présentent ces caractères ; mais s'ils ne sont que vagues, mobiles et passagers, ils ne marquent pas.

2.º Il faut que la valeur des signes pronostics ne soit point affoiblie, soit par des causes accidentelles et passagères, soit par l'habitude des sujets ; je m'explique.

Supposons ici que par l'effet d'une hémorragie nasale excessive, d'un violent cholera morbus, ou d'une diarrhée forte et subite, le malade tombe dans un état d'abattement extrême, qu'il soit assoupi, qu'il ne laisse apercevoir que le blanc des yeux, que ses traits soient décomposés, etc. Tous ces signes seront bien moins importans que s'ils se manifestoient successivement, amenés par les progrès d'une maladie grave, *causæ procatharticæ vim signis detrahunt.*

D'autre part on voit des personnes dormir la bouche ouverte, grincer des dents pendant leur sommeil, ou au moindre mouvement de fièvre être sujettes au délire ; de tels signes toujours fâcheux dans les maladies aiguës, cessent d'avoir la même valeur chez ces mêmes personnes à raison de l'habitude, ou de leur disposition particulière.

3.º Ce seroit une imprudence de vouloir fonder le pronostic sur un seul signe ; quelle qu'en puisse être la valeur, il faut toujours le concours de plusieurs pour baser une signification certaine : *non in uno signo tantùm sed ex plurium concursu.*

4.º Le syllogistique ou le concours des signes ne suffiroit pas ; il faut de plus qu'ils soient liés entr'eux et concordans ; si un malade a le ventre météorisé, les ongles livides, les extrémités froides, le manque de pouls, la face hippocratique ; tous ces signes se rapportent entr'eux et donnent lieu de conclure que la mort ne tardera pas à arriver ; mais si cet homme avec des signes mauvais, présente le visage bon et les forces en bon état, voilà des signes qui ne s'accordent pas ; les bons balancent les mauvais.

5.º Un signe fâcheux et isolé a plus de force pour annoncer la mort, qu'un bon signe pour prédire la santé.

6.º On ne doit point confondre les signes pronostics acritiques, avec les signes pronostics critiques : cette distinction est d'autant plus nécessaire que leur valeur et leur importance ne sont pas les mêmes.

Les signes acritiques dépendent de la maladie même et de la cause qui la produit ; ils font prévoir la longueur, la violence du mal, et même la mort du malade.

Les signes critiques ne viennent qu'après les autres; ils appartiennent plus à la nature qu'à l'humeur morbide et sont les avant-coureurs de la crise qui va s'opérer; ceux-ci sont les vrais pronostics, les pronostics par excellence; c'est sur eux qu'est fondé, à proprement parler, l'art de lire dans l'avenir et de prédire.

L'époque de la maladie où ces deux sortes de signes paroissent, sert encore à les faire mieux distinguer; les premiers se manifestent dès l'invasion et correspondent au temps qui comprend les premiers jours de la maladie; les seconds précédés de la coction, n'arrivent que vers la fin et coïncident avec les jours décréteurs; d'où l'on voit que la connoissance du temps et des jours de la maladie entre dans la connoissance des pronostics et vient ajouter à la somme des dangers ou des espérances que ces derniers présentent.

7.º Enfin, l'on ne doit point oublier que la valeur des signes est susceptible de varier comme l'a très-bien vu M. Double, d'après les modifications diverses qu'apportent dans les maladies leur nature, leurs complications, les erreurs de régime; suivant que les sources qui fournissent les signes tiennent de plus près au siége de la lésion ; suivant que les

organes dont ces mêmes signes dérivent, offrent d'importance dans le système général de
l'économie humaine.

Pour peu qu'on se pénètre de la lectnre
des anciens médecins , on ne tarde pas à
s'apercevoir qu'ils s'appliquoient , avec attention , à observer tout ce qui survenoit dans le
cours d'une maladie; ils avoient soin surtout
d'examiner sa marche et les moyens par lesquels elle tendoit à la santé ou à la mort,
afin d'aider les uns et de s'opposer aux autres.
C'est en se conformant à cette méthode qu'Hippocrate nous a laissé tant de préceptes utiles
concernant les signes; il est véritablement le
premier qui ait saisi la meilleure manière d'é-
crire sur cette partie de la médecine et de la
porter par degrés au plus haut point de perfection. Il a donné de parfaits modèles d'observation dans ses quarante-deux histoires du
1.er et du 3.e livre des épidémies ; les principes
qu'il en a tirés peuvent servir en tout temps
et en tout climat : ses aphorismes, ses pror-
rhétiques, ses coäques, ses prédictions, de
l'aveu des plus grands maîtres de l'art, seront
toujours de véritables guides pour connoître
le passé, le présent et l'avenir des maladies,
et malgré leur ancienneté, ne cesseront d'être
estimés et appréciés comme ils doivent l'être,

par tous les bons médecins. Ces mêmes ouvrages forment encore aujourd'hui une espèce de mine où leur esprit attentif découvre à chaque instant de nouvelles vérités d'observations, qui n'avaient point échappé à ce grand homme.

Cependant cette science importante, dont il fut réservé au génie d'Hippocrate d'élever l'édifice majestueux, avoit été tout-à-fait négligée et presqu'entièrement abandonnée de nos jours; et si l'on excepte l'ouvrage de Le Roy sur les pronostics, il n'étoit plus guères question de séméïotique dans l'ancienne Université, lorsque désirant de ramener l'attention des étudians sur cette partie essentielle de l'art de guérir, le Professeur Fouquet, comme il nous l'apprend lui-même dans son discours sur la clinique, en fit le sujet de son *pensum* annuel pendant les années 1788, 1789, et 1790, et celui de ses conférences, lorsqu'il fut chargé de diriger la clinique interne de notre Ecole.

Nous-mêmes à l'exemple de ce Professeur célèbre, nous enseignâmes cette doctrine, il y a plus de 20 années, dans nos cours particuliers de médecine.

Après avoir exposé les avantages et les règles de la séméïotique en général, et passé en revue les noms des médecins observateurs

qui l'avoient cultivée avec succès depuis Hippocrate jusqu'à nous, nous parlions des signes
généraux tirés de l'état des forces du malade
et de son attitude, de l'état de ses extrémités,
de l'anxiété, des lassitudes spontanées, etc.,
d'où nous passions à l'examen des signes particuliers que fournissent la face, les yeux,
les lèvres, les dents, la langue; ce qui nous
amenoit naturellement à parler des aphtes,
de la soif, de la faim et du dégoût, du hoquet, des hypocondres, des vers, etc.

Les signes tirés de l'appareil nerveux venoient ensuite fixer notre attention, et nous
comprenions dans ce sujet la douleur, la
surdité, l'assoupissement, les veilles, les convulsions, le délire.

L'appareil de la sanguification nous four-
nissoit les signes du pouls, de la respiration,
de la voix.

Enfin, nous examinions les excrétions et
les divers changemens que présentent les
vomissemens, les selles, les crachats, les urines
et les sueurs.

C'est vers ce même temps (en l'an VI) que
parût le tableau élémentaire de séméïotique
de M. le Professeur Broussonnet,

Depuis lors ont été publiés deux ouvrages
sur cette matière intéressante, l'un de M.

Landré-Beauvais, l'autre de M. Double que notre Ecole se glorifie d'avoir vu assis sur ses bancs. Le mérite de ces écrits est fait sans doute pour donner l'éveil à tous les médecins, et leur faire sentir, dans un temps surtout où une saine philosophie semble diriger tous les esprits vers la médecine d'observation, la nécessité de s'attacher plus que jamais à une science qui en fait la base et à laquelle les succès et la gloire du praticien sont si étroitement liés.

J'ai pensé qu'on ne seroit peut-être pas fâché de trouver ici le tableau succint et rapide de ces mêmes signes qui, par les développemens dont ils étoient susceptibles et le commentaire auquel ils donnoient lieu, nous fournirent, à l'époque dont nous avons parlé, le sujet intéressant de plusieurs leçons ou conférences particulières.

A quelques légers changemens près, ce tableau est le même, quant au fond et à l'ordre des matières que nous suivîmes pour l'enseignement.

On sent que pour un objet d'aussi haute importance, au défaut de notre propre expérience, nous dûmes souvent invoquer celle des autres ; et on ne sera point surpris en conséquence, si les auteurs anciens et modernes furent consultés, et si les œuvres du Père de la médecine et de ses divers commentateurs, notamment de Galien, ainsi que les ouvrages de Prosper Alpin, Lommius, Vater, Pezold, Le Roy, Aubry et autres médecins observateurs furent mis à contribution.

SIGNES GÉNÉRAUX

TIRÉS

De l'état des forces du malade, de son attitude et de sa position.

Il arrive communément dans la pratique de voir les malades, à mesure qu'ils restent un peu levés, éprouver en cette situation des défaillances. On ne doit pas s'en alarmer non plus que de ces défaillances qui, au commencement d'une maladie aiguë, sont occasionnées soit par un amas de matières bilieuses, soit par des vers qui irritent l'estomac. Dans ces sortes de cas, dit Zimmermann, on estime les forces d'après les causes qui ont précédé, et non d'après ce que le malade sent lui-même. Tissot remarque, qu'un des effets constans de la présence de mauvaises matières dans les premières voies est un état d'abattement des forces et une foiblesse extrême.

Il est une classe nombreuse de la société

qui, hors d'état par la nature de ses connoissances d'apprécier cette foiblesse, ne reconnoît
qu'un seul moyen d'y remédier, celui de
donner toujours des cordiaux ; et cette manie
qui tient de l'ignorance et du préjugé, a
causé la mort à beaucoup de personnes.

Le peuple voit bien qu'on est foible quand
on est malade ; mais il ne sait pas que cette
foiblesse tient à différentes causes, et que ce
n'est qu'en faisant cesser la véritable cause
du mal, qu'on fortifie le malade.

Il faut voir encore si cette foiblesse ne dépend pas d'une passion d'âme, ou si elle ne
coïncide pas avec un jour indicateur ; car dans
ce dernier cas, elle annonce une crise pour
le jour décréteur prochain.

On doit mettre au rang des symptômes les
plus dangereux, les défaillances et surtout les
syncopes qui survenant dans le cours d'une
maladie aiguë, ne paroissent dépendre en
aucune manière des causes mentionnées ; on
a pour lors à craindre qu'une nouvelle syncope enlève brusquement le malade.

Quelque fâcheux que soit cependant par
lui-même un tel signe, il y a cette considération à faire : si la fièvre que présente un
pareil symptôme, est intermittente, ou véritablement continue. La syncope qui survient

dans un excès de fièvre intermittente, est en général d'un pronostic un peu moins fâcheux· On est plus en droit de se flatter d'en prévenir efficacement le retour, par le moyen du quinquina.

Tous les médecins savent qu'on peut connoître le degré de force ou de foiblesse des malades, par la manière dont ils se tiennent dans leur lit, et la posture qu'ils y prennent. Si elle est semblable à celle d'un homme sain, c'est d'un bon augure, on a droit de conclure que le malade n'a pas perdu beaucoup de ses forces, et que la maladie n'est pas encore dangereuse. Si au contraire cette posture s'éloigne de la naturelle, on doit la regarder comme d'autant plus fâcheuse, qu'elle s'en éloigne davantage. Dans l'examen qu'on en fait, il faut avoir égard à l'habitude du malade, car bien des personnes couchent constamment à la renverse, ou sur le côté droit, ou sur le côté gauche, ou sur le ventre. Cette dernière circonstance, par exemple, est essentielle à savoir, car lorsqu'une personne n'est pas accoutumée à coucher dans cette position, c'est une preuve de délire, ou de quelque douleur au ventre, d'après cette sentence d'Hippocrate, dans ses prénotions, *at in ventrem decumbere, si quis non sit adsuetus dum sanus fuit, ita dormire delirium significat, aut dolorem loculorum circà ventrem.*

On peut regarder comme dangereusement malade, celui qui demeure constamment couché sur le dos ; celui qui dans cette attitude ales jambes écartées, ainsi que les bras, les mains, les pieds, le cou, la poitrine découverts, sans s'en apercevoir, quoique ces parties soient sensiblement refroidies, de même que celui qui se laisse aller vers les pieds du lit, en sorte que les personnes qui l'assistent sont souvent obligées de le relever vers le chevet ; car ce sont autant de signes d'insensibilité, de foiblesse qui aggravent le pronostic. On observe de tels signes dans les fièvres ataxiques et adynamiques.

C'est encore une bien mauvaise marque dans toutes les maladies aiguës, que les malades cherchent à se mettre sans cesse sur leur séant, ou tiennent la tête fortement relevée ; cela suppose un mouvement fluxionnaire vers les poumons ou le cerveau.

Des extrémités.

Galien entendoit par les extrémités, les oreilles, les narines, les mains et les pieds. Elles ne servent pas peu au présage dans les maladies aiguës. Il n'arrive jamais qu'un homme meure sans avoir éprouvé quelque changement dans ces parties. Elles deviennent froides ou changent de couleur.

Tant que les extrémités conservent de la chaleur, dans les maladies aiguës, c'est un bon signe. Il n'y a rien à craindre à moins qu'il n'y ait malignité, dans lequel cas, les plus habiles peuvent se tromper (1).

Lorsque la tête, les pieds et les mains deviennent froids, c'est un fort mauvais signe ; *in acutis morbis, rigiditas extremarum partium, malum*. Mais si la chaleur est long-temps à revenir, le danger est encore plus grand, et si elle n'y revient plus, la maladie est sans ressource.

Philiscus qui mourut le 6.e jour de la maladie, eut le 5.e toutes les extrémités froides, et la chaleur n'y revint plus.

Le jeune-homme de la place des menteurs, eut les extrémités froides le 3.e jour, et mourut le 7.e.

Dans les fortes douleurs de ventre, le froid des extrémités annonce un grand danger.

Mais on regardera comme un signe mortel, si le malade ayant les extrémités froides, sent

______

(1) *At corpus totum aqualiter calidum esse ac molle optimum.* Prænot.

comme un feu intérieur qui brûle ses entrailles. *In morbo acuto, externas partes perfri-
gerari, internas autem ardere et sitire, malum
est.*

La femme de Philinus de Thase, qui avoit
dans le commencement de sa maladie les
extrémités froides et le ventre brûlant, expira
le 20.ᵉ jour.

Quant à la douleur des extrémités, elle
est d'un heureux présage, tant qu'elle ne s'é-
loigne pas de la naturelle ; mais si elle change
ou devient livide ou noire, c'est un signe qui
indique ou l'extinction de la chaleur, ou un
état gangréneux, et qui est par conséquent
du plus mauvais augure. *Livores oborientes
in febre, brevi mortem affore significant.* Coac.
Il arrive cependant, quoique rarement, que
ces lividités, ces noirceurs, annoncent une
crise, et qu'elles sont l'effet d'une gangrène
salutaire et critique, ce qu'on reconnoît alors
à ce que les forces du malade ne s'affoiblissent
pas, et que les symptômes de la maladie disparoissent, à mesure que la gangrène s'établit.

C'est ainsi que Boucher, médecin à Lille
en Flandres, connu par de bonnes observations, fit insérer dans le journal de médecine
1757, des réflexions sur la gangrène extérieure dans des fièvres putrides malignes qui

avoient régné dans son pays; réflexions desquelles il conste que la guérison de la plupart
de ces fièvres, cédèrent à une gangrène qui
emportoit tous les fâcheux symptômes, à
mesure qu'elle s'établissoit sur l'habitude du
corps (1).

J'ai donné dans le temps mes soins à une
personne atteinte d'une maladie aiguë très-
grave, dont le jugement s'opéra par des abcès
critiques qui offrirent tous le caractère gangréneux.

On examinera encore les mains si elles
amassent des flocons, arrachent des poils des
couvertures ou des habits; si elles chassent
aux mouches, car c'est un mauvais signe,
comme nous le remarquerons plus particulièrement en parlant du délire.

On sait que les oreilles sèches, froides et
retirées, font partie de la face hippocratique.
La noirceur ou la lividité des ailes du nez,
annonce un mauvais caractère. Mais la froi-
deur de cette partie, est un signe dont la
valeur ne peut être déterminée que par beaucoup d'autres circonstances. Lorsque dans les

______

(1) On peut lire Quesnay sur l'utilité de la gangrène établie
à l'extérieur dans certaines espèces de fièvres. Gibon a même
observé que des gangrènes décidées par le *decubitus* avoient
été sensiblement utiles.

maladies aiguës, les ongles et les doigts deviennent très-livides , c'est un signe mortel. *Prænot.*

Des anxiétés.

Dans l'anxiété, le malade ne peut se tenir long-temps dans la même position, il s'agite continuellement dans son lit, il s'élève, il s'abaisse; il se met tantôt sur un côté tantôt sur l'autre , tantôt sur le dos, tantôt sur le ventre; enfin il n'est pas tranquille un seul instant.

Ce symptôme peut dépendre d'une affection de l'estomac irrité par des matières bilieuses, âcres, ou par des vers ; il peut être produit par les approches d'une crise.

Dans les deux premiers cas, l'anxiété n'est point dangereuse, elle cesse dès que l'estomac vient à être délivré de ce qui le surchargeoit. Elle n'est pas plus à craindre toutes les fois qu'elle précède une crise parfaite; seroit-il étonnant qu'alors les malades fussent inquiets et troublés, puisque toute la machine est en mouvement, par les efforts de la nature qui prépare une excrétion.

Dans les fièvres intermittentes et plusieurs autres maladies, l'anxiété qui s'annonce avec des nausées et le dégoût, n'est pas à craindre, le vomissement le fait disparoître. On ne doit pas non plus la regarder comme un accident dangereux , dans le plus haut degré des fièvres continues, quand la chaleur est considérable, c'est un symptôme ordinaire à cette maladie.

Mais dans les fièvres où les malades ressentent une chaleur brûlante avec sentiment de froid à l'extérieur (fièvres lypiries), l'anxiété est dangereuse , parce que dans ce cas, elle désigne ou l'inflammation de quelque viscère , ou l'extrême putridité des humeurs, ou la prostration des forces.

On doit regarder comme très - pernicieuse l'anxiété qui est accompagnée du froid des extrémités , de sueurs froides locales , d'un pouls très-mauvais, de la face hippocratique , de l'insensibilité , etc. Dans les crises même, les anxiétés peuvent devenir fort dangereuses, s'il ne suit aucune évacuation.

Dans les maladies aiguës si la douleur abandonne quelque partie peu essentielle, et que l'anxiété paroisse, c'est un mauvais signe, comme on le voit dans les érysipèles , dans la petite vérole et autres maladies dans lesquelles il se fait une métastase à l'intérieur. L'anxiété est également redoutable à la suite d'une blessure ou d'un coup. Elle ne l'est pas moins lorsqu'elle s'accompagne de vomissemens d'une bile ou d'une pituite pure. *Vo-*

mitiones sinceræ, et cum angore, aut incontinenti corporis jactatione, damnandæ sunt. Prædict.

Aux approches de la mort, on observe souvent de l'anxiété, une agitation générale, les malades font d'inutiles efforts pour se redresser, pour se mettre sur leur séant. Ce symptôme est le plus ordinairement fâcheux.

Des lassitudes.

Je nai point en vue de parler de cette lassitude, de cette fatigue qui résulte de mouvemens forcés, d'exercices violens, d'une trop longue marche ; tous ces effets doivent disparoître par le repos et la tranquillité ; j'ajouterai seulement que ces lassitudes portées trop loin, peuvent quelquefois déterminer des maladies aiguës, et sous ce rapport elles doivent intéresser le médecin, qui, dans l'énumération des causes procathartiques de ces maladies, ne doit pas négliger de les prendre en considération. Mais je parle de ces lassitudes spontanées, qui arrivent dans les maladies, et auxquelles on ne peut assigner aucune cause sensible. *Lassitudines spontaneæ, morbos denunciant.* aph. V, sect. 2. Elles peuvent être également le début d'une maladie très-ordinaire et d'une maladie très-grave. Ainsi considéré isolément, ce signe seroit très-insuffisant le plus souvent pour nous éclairer sur l'état du malade. En effet, les lassitudes peuvent être l'effet, comme on le voit le plus ordinairement, d'un état de saburre dans les premières voies. Ces symptômes se dissipent par un émétique et des purgatifs, quelquefois même par de simples lavemens. Dans ces cas la lassitude est passagère et de peu de conséquence pour les suites. Il est ordinaire pareillement de la voir accompagner le moment du froid d'un accès ; et il n'a rien non plus d'alarmant, surtout lorsqu'il est déjà réputé isolé.

Les lassitudes peuvent être universelles et attaquer toutes les parties musculeuses. D'autresfois elles ne se font sentir que dans une partie (dans le dos, la tête, le foie, le ventre, les côtés, le diaphragme, l'orifice de l'estomac, les bras, les jambes, les mains, les pieds); quelques-unes paroissent au commencement des maladies, d'autres dans leur état, d'autres à leur déclin.

C'est une mauvaise marque, si elles surviennent dans le temps de crudité, si elles sont générales et s'accompagnent d'ailleurs d'autres signes mauvais. Ces lassitudes dénotent que l'état des fonctions naturelles est fortement altéré, et que l'agent morbide a porté une profonde impression sur le principe de la vie, en sorte que ce dernier ne peut trouver en lui-même les ressources dont il a besoin pour surmonter la maladie. C'est une bonne marque au contraire, que les lassitudes n'attaquent que les bras et les jambes, ou les parties exténuées, et soient précédées de signes de coction. Elles indiquent souvent un transport heureux de l'humeur morbide à l'extérieur. En général on doit regarder comme bonnes les lassitudes qui disparoissent après une évacuation.

Les lassitudes qui se prolongent après la maladie doivent faire craindre que la maladie n'ait pas été complétement jugée, et en rendent le rétablissement suspect.

SIGNES PARTICULIERS

TIRÉS

de la face.

Hippocrate s'attachoit soigneusement à considérer la face dans les maladies aiguës et les maladies chroniques; il en tiroit des lumières qui l'éclairoient sur le pronostic et sur le traitement de ces maladies. Quel tableau plus énergique et plus vrai que celui qu'il fait de la face, comme on peut le voir dans ses Prénotions et dans ses Coäques.

La connoissance des signes qu'elle fournit sera donc très-essentielle au médecin, et elle l'éclairera dans une infinité de circonstances. En effet, n'est-ce pas par l'état de la face qu'on prédit le plus communément, soit les désordres du cerveau, soit ceux de l'estomac? c'est par une couleur jaune aux ailes du nez et autour de la commissure des lèvres, qu'on reconnoît un état de saburre dans les premières voies. D'autres fois l'affection de ces dernières s'annonce par des yeux larmoyans et des pommettes qui sont montées en couleur, mais d'une couleur tombant sur le minium, ainsi que Stoll l'a très-bien remarqué, *faciem prærubram, ac quasi minio pictam, in biliosis frequentissime video.*

Un visage très-rouge chez des personnes d'un tempérament pléthorique, à cou court, à stature carrée, ne fait-il pas justement craindre un accès d'apoplexie, surtout si cette rougeur se soutient pendant quelque temps.

Un visage bouffi, une pupille dilatée, un prurit dans les narines, des yeux d'un blanc terne, annoncent communément, surtout chez les enfans, une affection vermineuse.

C'est un bon signe si le malade a le visage tel qu'il l'avoit dans l'état de santé, plus il s'en éloigne, plus on doit craindre les suites.

Il est avantageux que le visage du malade s'exténue en proportion de la violence et de la durée de la maladie; mais si les six, les huit premiers jours d'une maladie aiguë son visage paroît se soutenir et même devenir plus plein que dans l'état de santé; on doit savoir que ce symptôme appartient aux maladies graves. *Hipp*.

Le gonflement du visage qui survient à la fin d'une fièvre aiguë, est ordinairement salutaire et critique. Cette espèce de crise est particulière aux fièvres malignes; cela annonce le transport de l'humeur morbifique au dehors et par conséquent une issue heureuse de la maladie. *Le Roy*.

Il est ordinaire que le visage du malade soit très-rouge dans le temps de la vigueur, surtout dans les fièvres inflammatoires. Dans ce cas on ne doit se hasarder à porter aucun pronostic sûr, sans consulter les autres symptômes qui accompagnent la rougeur du visage; ce symptôme isolé seroit assez insignifiant.

Cette rougeur du visage est un bon signe lorsqu'elle présage une éruption critique de sang par les narines. La chose n'est plus douteuse lorsque ce signe est renforcé par d'autres qui annoncent une hémorragie du nez, tels que le battement des carotides, le prurit

des narines, les larmes involontaires, l'élévation des hypocondres, la vision des objets
peints en rouge, surtout le pouls qui est
dicrote, comme nous l'avons dit.

Quelquefois aussi la rougeur du visage
annonce la formation d'une parotide.

La physionomie fournit aux praticiens
exercés, des traits particuliers qui leur servent à démêler certaines affections chroniques.
C'est ainsi que par les signes caractéristiques
qu'elle leur offre, ils distinguent la phthisie,
les scrophules chez les enfans, les affections
vénériennes invétérées, la manie, la goutte
même, comme l'a observé Barthez.

La pâleur jaunâtre de la figure indique la
chlorose, les obstructions des viscères. Baglivi
avoit remarqué que si le visage pâle, bouffi
dans l'hydropisie ascite, dans l'hydrothorax,
dans la cachexie, prenoit tout à coup une
couleur plombée, c'étoit un signe précurseur
de mort.

Le nez aigu, les yeux enfoncés, les tempes
creuses, les oreilles sèches, froides et retirées,
la peau du front dure, tendue, sèche, la lèvre
inférieure pendante, la couleur du visage
pâle, verdâtre, noire ou livide, ou plombée,
annoncent un état de danger imminent, et
indiquent la plus grande foiblesse. Cet état

de la face a été appelé par les auteurs, face hippocratique, pour marquer que l'on tient de lui cette observation.

Je conviens qu'il arrive d'observer la même altération des traits, au commencement d'une maladie aiguë, après une diarrhée forte, un vomissement laborieux et opiniâtre, une hémorragie considérable, une longue abstinence, des veilles immodérées; mais ces symptômes ne sont pas ordinairement dangereux, et on le reconnoîtra à ce que cette altération dans les traits du visage disparoîtra dans les vingt-quatre heures, souvent plutôt.

Mais si, indépendamment d'aucune de ces causes, on observe de tels signes à la fin d'une maladie aiguë, qui a développé précédemment les symptômes les plus fâcheux, et a amené l'épuisement des forces du malade, on doit croire que sa mort est prochaine. Ce funeste pronostic se confirmera encore plus si en même temps le nez devient très-affilé, les joues s'enfoncent; si le regard du malade s'éteint totalement; si les yeux se remplissent de larmes, s'ils paroissent sales, pulvérulens, à demi fermés, ou si les yeux restant ouverts, la prunelle se cache, en tout ou en partie, sous la paupière supérieure, si la cornée se flétrit, se ternit; si la bouche est tournée ou béante, les lèvres pâles et froides; si l'on observe des traces de lividité aux tempes, autour des lèvres, aux ongles, au bout des doigts, etc.

Le froid permanent des extrémités, les sueurs froides formeront le prochain dénouement de cette triste scène, qui se termine enfin par une respiration, dont les mouvemens deviennent d'un moment à l'autre plus rares, jusqu'aux derniers soupirs qui sont quelquefois marqués par d'affreuses convulsions à la bouche.

Ajoutons à ce sinistre tableau une odeur de cadavre qui s'exhale du corps des malades, et dont on s'aperçoit même quelques jours avant leur mort. Ces différens symptômes funestes, se présentent à la fin des fièvres ataxiques et adynamiques, des inflammations graves, telles que des péripneumonies, des angines, et à la suite des douleurs vives du cardia, de la lypirie, etc.

Des yeux.

Les yeux étant comme le miroir de l'âme et du corps, il n'est pas étonnant que les médecins les considèrent avec la plus grande attention. Boerhaave portoit la précaution jusqu'à les examiner avec une loupe.

Le meilleur état des yeux est qu'ils soient comme en santé; il faut cependant remarquer qu'il arrive quelquefois, mais rarement, dans les fièvres continues, que les yeux paroissent en bon état, quoique le malade soit très en danger. Ainsi il est très-prudent de consulter les autres symptômes, et de ne porter un jugement, dans cette occasion comme dans toutes les autres, qu'après un mûr examen des divers phénomènes que présente la maladie.

Ce qui nous fera sentir encore plus combien il est nécessaire de s'appuyer sur le concours des signes pour porter un pronostic, c'est que des yeux entr'ouverts dont on n'aperçoit que le blanc (signe ordinairement dangereux dans les maladies), perdent toutefois leur valeur et sont insignifians, si le malade présentoit le même phénomène dans l'état de santé, ou si ce phénomène vient à la suite d'une cause occasionnelle et passagère. Zimmermann même nous assure avoir constamment vu ce signe chez De Haller dans une maladie, dont cependant il ne mourut pas. Ce qui nous prouve, en outre, la nécessité d'un tel examen, c'est que la cécité même, qui accompagnée d'autres mauvais signes, annonce le plus souvent une mort prochaine, peut cependant devenir critique elle-même. Nous en avons un exemple dans Clazomène, 10.ᵉ malade, *lib. I.ʳ Epid. oculum dextrum dolebat, obscurius videbat, et restitutus est.* Aubry nous assure avoir vu une vingtaine de cécités critiques dans le cours de sa pratique. La cécité est encore un symptôme gastrique qui cède aux évacuans, il y en a de périodiques qui accompagnent des redoublemens, c'est pourquoi j'avois raison d'avancer que pour bien apprécier l'état d'un malade, il falloit le syllogistique ou le concours des signes corrélatifs, et leur permanence.

Les yeux sont rouges et ardens au commencement de la rougeole et de la petite vérole.

Des yeux fixes et brillans, le clignotement des yeux, annoncent les convulsions surtout chez les enfans. Quelquefois le strabisme qui est très-dangereux joint à d'autres mauvais signes, annonce une crise, paroissant après des signes de coction.

La rougeur des yeux qui survient aux jours décréteurs et le larmoiement, annoncent une hémorragie critique, s'ils sont d'ailleurs accompagnés des autres signes précurseurs de cette excrétion.

En général on peut établir comme un mau-

vais signe, que les yeux évitent la lumière,
qu'ils versent des larmes, qu'ils soient rouges,
enflammés; qu'ils soient féroces, fixes, stupides,
enfoncés ou trop éminens, sales, à demi fermés, obscurcis, etc.; surtout si ces changemens
sont constans, et sont amenés par les progrès
d'une maladie aiguë très-grave.

L'opacité de la cornée transparente par l'effet d'une croûte plus ou moins épaisse, et d'un
blanc mat, sans doute parce que le défaut
de chaleur vitale laisse coaguler à sa surface
l'humeur destinée à la lubréfier, précède de
peu de temps la mort.

Dans les maladies chroniques, dans celles
où il y a débilité, dans l'hydropisie, dans les
scrophules, dans plusieurs affections nerveuses, suivant Cheyne et Zimmermann, il y a
tuméfaction et paleur des caroncules lacry-
males.

Des lèvres.

Les lèvres font partie de la face hippocratique, elles sont dans ce cas froides et pen-
dantes, et ce signe est d'un très-mauvais augure.
*Lethale est habere labia resoluta et pendentia
et frigida et albicantia facta.*

Les muscles des lèvres sont quelquefois
agités de mouvemens convulsifs dans les ma-

ladies aiguës; c'est ce qu'on appelle rire sardonique. Les lèvres sont retirées dans ce cas
de manière que l'on diroit que le malade rit.
Ce signe est d'un mauvais présage, il annonce
une affection grave du cerveau. Le ris sardonique doit être distingué du spasme cynique,
qui a lieu dans certaines maladies chroniques,
telles que la paralysie; ici le relâchement de
la lèvre inférieure a lieu, tandis que les mus.
cles antagonistes sont dans un état de ré-
traction.

Les lèvres sont sèches, ridées, âpres, ger-
cées, dans les fièvres ardentes, dans les fièvres
inflammatoires, dans les flegmasies très-inten-
ses, dans les fièvres ataxiques et adynamiques;
dans ces dernières on les voit se couvrir d'un
enduit brunâtre; cet état des lèvres est le
résultat d'un mouvement fébrile violent, et
d'une grande chaleur. Les lèvres sont comme
collées sur les dents à une époque avancée
de la phthisie pulmonaire.

Le tremblement de la lèvre inférieure est
un des signes qui annoncent le vomissement
critique. Tout le monde sait au reste que les
croûtes dont se chargent les lèvres dans les
fièvres intermittentes, sont d'un heureux présage, lorsqu'elles ne dépendent pas de la
violence de l'accès.

Des dents.

L'état des dents doit être pris en considération par le médecin; c'est un bon signe,
a-t-on dit, lorsqu'elles conservent leur état
naturel, si au contraire elles le perdent, c'en
est un mauvais. On voit cependant mourir bien
des malades, dont la mort n'avait été précédée
d'aucun changement dans cette partie.

On s'accorde unanimement à regarder comme un mauvais signe dans les fièvres, qu'il s'at
tache aux dents des matières noires et sèches;
pestiferum est dentes exarescere. Si à mesure
que la maladie tend vers sa fin, les dents se
dépouillent, c'est un bon signe qui annonce
le travail de la coction et le rétablissement
des secrétions. C'en seroit un mauvais si avec
ces *lentores circa dentes*, la bouche étoit ouverte, la langue sèche et aride. Cet état annonce le délire, la sécheresse, le feu brûlant
intérieur; mais il faut examiner si ce délire,
cette sécheresse, cette noirceur des dents, ne
viennent pas quelquefois de ce que le malade
ayant le nez bouché, est obligé de respirer
par la bouche.

Le grincement des dents, assez commun aux
enfans, annonce une affection vermineuse,
et n'est point alarmant. On ne s'alarme pas

nou plus ordinairement, de celui qui survient dans le froid d'un accès de fièvre; je dis ordinairement, parce que chez les vieillards, ce phénomène peut dénoter un froid violent auquel ils succombent souvent.

Il peut accompagner les *rigor* qui précèdent une sueur ou autre évacuation critique. Ce symptôme n'est point à craindre pourvu qu'il ne soit que momentané; s'il se prolongeoit ce seroit un mauvais signe.

Si quelqu'un, contre sa coutume, éprouve dans une maladie aiguë des grincemens de dents, on peut le regarder avec le Père de la médecine, comme un signe pernicieux qui désigne le délire et la mort. J'ai dit avec raison contre sa coutume, car il est à remarquer que l'habitude peut affoiblir la valeur de ce signe, le rendre même nul.

Ce grincement de dents ne peut-il pas être purement accidentel, passager, et l'effet d'une imagination fortement exaltée? Durant ma longue détention, sous le régime affreux de la terreur, j'eus occasion d'observer cette singularité, chez un des prisonniers qui partageoient ma chambre à coucher. Pendant les quelques nuits qu'il passa dans les prisons, son sommeil étoit agité, et il grinçoit des dents d'une manière horrible et vraîment effrayante. Lorsqu'à son reveil je lui fis part de la peine que j'avois éprouvée à ce sujet, il m'en parut surpris comme d'une chose nouvelle, et me demanda lui-même la raison de ce phénomène. Il ne sera peut-être pas difficile de l'expliquer, si l'on considère qu'à l'époque critique où nous nous trouvions, la hâche révolutionnaire étoit suspendue sur nos têtes, et que cet individu honnête, mais d'un caractère nerveux et pusillanime, avoit paru dans son incarcération fortement préoccupé du danger de sa position. Il ne tarda pas à recouvrer la liberté, et j'appris dans la suite, que cet accident avoit cessé avec la cause qui l'avoit fait naître.

De la langue.

La langue est un signe essentiel dans les maladies, elle est sujette à divers phénomènes dans les affections de la poitrine et de l'estomac. Hippocrate, dans ses ouvrages, fait mention de plus de vingt états différens de la langue. Baglivi pensoit avec raison que l'état de cet organe méritoit la plus grande attention dans l'examen des maladies; mais il a trop avancé sans doute, lorsqu'il a dit que les autres signes trompoient, que celui-ci ne trompoit jamais; et cette assertion est trop générale, pour qu'on puisse la regarder comme une règle constante et infaillible.

Dans toutes les maladies aiguës c'est un bon signe que la langue soit comme dans l'état de santé; qu'elle soit molle et d'un rouge léger. Il peut cependant arriver qu'elle éprouve des changemens qui indiquent une heureuse issue, quoique dans ce cas elle ne soit plus semblable à celle d'un homme en santé, comme Hippocrate l'a consigné dans une de ses sentences; par exemple, on peut toujours espérer la coction et une crise prochaine, lorsque le sommet de la langue se couvre d'une matière gluante, qui laisse apercevoir un fond de chair, nette, couleur de rose, plus ou moins tendre; mais comme le sommet de la langue est trop sujet à être desséché par l'air que le malade respire, ou à être décrassé par les boissons, pour qu'on puisse asseoir un jugement bien fixe sur les changemens qu'elle peut éprouver dans cette partie; si on veut assurer son pronostic sur cet organe, il faut l'examiner dans son entier, et surtout du côté de sa ligne médiane. Elle se remplit d'une colle liante et blanche aux approches des crises : *Lingua ad medianum lincam velut alba saliva obducta febris remissionem indicat.* Hipp; et plus cette colle est

visible et semble prête à former une escarre,
plus la maladie est prête de se juger. Ce
suintement arrive, en partie par la maturation
des matières qui croupissoient dans les glandes
de la langue, surtout vers son fond attenant
au trou qui semble s'étendre du côté de la
base. C'est un émonctoire d'où partent les
premières étincelles de la coction. J'ai vu des
malades, observe Bordeu, dont toute la langue
s'enduisoit dans son milieu d'une matière
approchante du blanc d'œuf (*veluti materies
spermatica*); elle est ressemblante aux matières
que l'on rend dans les inflammations de poitrine. Ces phénomènes sont ordinairement
suivis d'une révolution sensible et favorable.

Lorsque l'enduit qui recouvre la langue
devient de jour en jour plus épais, plus sec,
d'une couleur plus foncée; on doit en conclure
que la maladie est encore dans le période
de l'accroissement.

Dans les fièvres aiguës les plus dangereuses,
telles que les fièvres adynamiques, la fièvre
ardente, la frénésie, les évacuations alvines
copieuses; cet enduit prend une couleur
rouge, brune, noire; la langue devient absolument sèche et rude; on la voit même se
gercer, s'ulcérer; semblable à de la terre
grasse (pour nous servir de la belle expression

de Duret) qui, privée de la pluie depuis long-temps, et desséchée par le soleil, se fend et ne présente de tous côtés que des sillons .... *Non secus atque hiulcatur pinguis terra, quæ diuturnâ pluviarum vacuitate, et solibus per-usta, exaruit atque divulsa est.*

Stoll remarque, *rat. med., tom. I, pag.* 127, que toutes les maladies dans lesquelles il ob-servoit cette langue rude, sèche, fort rouge, pleine d'aspérités, étoient plus longues et plus difficiles à traiter.

Mais si la langue s'humecte insensiblement et que les signes de coction paroissent, c'est une bonne marque.

La langue prenant un très-grand volume, indique toujours du danger, lorsqu'elle se joint à l'esquinancie ou à l'inflammation des parties voisines, parce qu'elle prouve une forte inflammation et menace prochainement le sujet d'une soffocation.

Si sans inflammation la langue est très-volumineuse et si les mouvemens en sont dif-ficiles, on peut tirer également un mauvais pronostic. On peut craindre une affection du cerveau dont ces symptômes sont des effets très-ordinaires; on les observe parfois avant l'apoplexie.

La langue froide est, d'après Rivière et

Baglivi, l'indice d'une mort très-prochaine. Il y a moins à craindre si elle est chaude.

On regarde comme un signe de grande foiblesse qui n'appartient qu'aux maladies les plus graves, si le plus petit effort que le malade fait pour la sortir ou pour la montrer, suffit pour la rendre tremblante (1); de même que si l'ayant sortie il oublie de la rentrer, c'est une marque de délire.

Une langue chargée est un signe de gastricité, mais ce n'est pas toujours vrai; dans l'état de santé, elle est souvent chargée le matin; elle l'est aussi dans les convalescences, c'est pourquoi on auroit tort de se décider à purger d'après ce seul signe.

Soif.

C'est un bon signe dans les maladies aiguës que les malades aient soif, et demandent à la satisfaire. Mais une soif inextinguible indique que la maladie est très considérable, et s'il s'y joint d'autres mauvais signes, elle devient dangereuse.

---

(1) On suppose toutefois avec raison, qu'à ce signe s'en joignent beaucoup d'autres très-mauvais; car, seul et isolé, il peut être très-insignifiant et ne dépendre, comme l'a remarqué Hernandez, que d'une disposition anxieuse, craintive de l'esprit, d'une forte chaleur fébrile, ou de quelque irritant extérieur et accidentel.

Lorsque le malade désire des boissons singulières, ridicules, dangereuses, c'est un mauvais signe qui annonce le dérangement du cerveau. Le défaut de soif ou sa disparition subite, lorsqu'elle a été considérable, surtout si avec cela la langue est noire, sale, et que les symptômes soient dans leur plus haut degré de force, et sans aucun signe de coction, sont de mauvais augure; car cela annonce ou que le sentiment est éteint dans les parties affectées, ce qui est toujours suivi de la mort, comme nous le voyons dans les Epidémies d'Hippocrate, par les exemples d'Erasinus, d'Hermocrate, de la fille d'Euryanacte, qui n'avoient point de soif et qui moururent; ou bien que le malade est dans le délire; car la soif étant une sensation, il est nécessaire qu'elle s'exerce avec la concurence du cerveau qui, s'il est affecté, ne pourra pas percevoir la soif, quoique l'impression existe dans les parties inférieures qui l'excitent. *Linguæ asperæ et resiccatæ phreniticæ sunt.* Aussi lorsqu'avec un état de sécheresse et d'aspérité de la langue, qui se lient nécessairement à beaucoup de feu et d'irritation dans le sang, le malade ne demande point à boire, le médecin ne manque pas d'en conclure, que le cerveau est affecté et qu'il y a délire; ce qui d'ailleurs lui est démontré par l'observation et l'expérience.

Mais si la soif vient à manquer dans les maladies aiguës, vers la fin de leur état ou vigueur, avec diminution des symptômes, et avec des marques d'une terminaison favorable, c'est un très-bon signe, parce que cela indique une crise certaine et salutaire.

De la faim et du dégoût.

La faim se liant aux moindres altérations des facultés digestives, on regarde toujours comme un signe favorable dans les maladies, lorsque l'appétit ne s'éloigne pas de l'état naturel, parce qu'on peut en conclure que ces mêmes facultés dont l'intégrité importe tant à l'exercice des autres fonctions, sont intactes.

Il n'est pas rare de voir une augmentation modérée de l'appétit dans l'imminence des fièvres bilieuses, de quelques fièvres intermittentes; les malades séduits par ce sentiment auquel ils se livrent avec plaisir, ne tardent pas d'éprouver un sentiment de pesanteur à l'épigastre suivi de nausées et de vomissemens.

La faim excessive produite par des vers n'est pas dangereuse.

On a vu des malades sur le point de mourir, éprouver un appétit dévorant, et se remplir l'estomac d'alimens : n'allez pas pronostiquer légèrement d'après ce signe; c'est un appétit morbifique qu'il ne faut pas confondre avec celui qui est naturel. On n'y sera pas trompé si on fait attention aux signes qui ont précédé ou qui accompagnent cet accident. Un tel état ne sauroit être confondu avec celui dans lequel le malade demande quelquefois obstinément, tel aliment ou tel remède dans le cours de sa maladie. Sans écouter toujours ses désirs, ses goûts, qui peuvent être l'effet du caprice, ce seroit cependant un acte de sévérité dangereux et blâmable de refuser opiniâtrement à ce malade les choses qu'il désire, quand elles ne sont pas directement contraires à sa maladie, ni fort nuisibles par elles-mêmes; car très-souvent ces goûts sont l'expression de ses besoins, c'est l'instinct même qui les lui suggère, et il n'est point de médecin qui, dans le cours de sa pratique, ne se soit réjoui d'avoir été docile à ce cri de la nature.

L'appétit dépravé qui s'exerce sur les alimens les moins succulens, les plus dégoûtans, sur les substances même extraordinaires, se manifeste dans plusieurs maladies chroniques, et subsiste pendant leur durée sans ajouter à leur gravité. Cet état qu'on observe dans la chlorose, chez les femmes grosses, chez les hystériques, les hypocondriaques, les maniaques, appartient aux névroses et tient aux altérations de la sensibilité.

L'anorexie sans fièvre, une douleur piquante au cardia, les tournoiemens de tête, et l'amertume de la bouche, indiquent le besoin d'être purgés par le haut.

Le dégoût des alimens que le malade éprouve dans le principe et dans l'état de la maladie, avec l'état de gastricité, est un signe qui n'a rien d'alarmant par lui-même, si d'ailleurs il n'est pas accompagné d'autres mauvais signes, et s'il cesse à mesure que les causes de la maladie disparoissent; mais s'il persiste après la maladie, il donne lieu de craindre que celle-ci n'ait pas été bien jugée, et indique une rechûte.

C'est un mauvais signe qu'un convalescent ne profite pas des alimens qu'il prend ; le médecin doit s'attacher à en découvrir la cause, qu'il reconnoîtra souvent dans le régime du malade, dans une fièvre hectique, etc.

Au nombre des signes qui peuvent faire connoître un abcès profond dans la poitrine, les médecins ont placé ce goût désagréable,

que les malades éprouvent dans leur bouche,
et que les uns rapportent au vieux fromage,
d'autres à l'œuf pourri, d'autres aux viandes
corrompues.

Hernandez prétend avoir remarqué que le
goût de métal ou cuivreux, se montroit souvent dans les fièvres intermittentes, restoit
même dans l'apyrexie, annonçoit alors un
nouveau paroxysme, et pouvoit prémunir le
médecin contre une fièvre intermittente in-
sidieuse. Il seroit intéressant de savoir si ce
signe a lieu dans toutes les fièvres intermittentes.

Des aphtes.

On entend par le mot d'aphtes ces boutons
blanchâtres qui se changent bientôt en de
petits ulcères, ils occupent non-seulement la
bouche, mais l'œsophage, l'estomac et le canal
intestinal. Ils peuvent dépendre d'une cause
gastrique; d'autres fois, ils forment un mal
purement local. Ils peuvent faire plus ou
moins de progrès suivant la qualité des humeurs et les dispositions actuelles du sujet.
On doit les distinguer des exanthêmes miliaires, du muguet, millet ou blanchet. Lorsque
les aphtes se continuent le long de l'œsophage,
de l'estomac, le hoquet se met de la partie,

et alors ils sont plus dangereux. J'ai eu occasion
de faire cette observation auprès d'une malade;
il se fit chez elle une éruption d'aphtes nombreux qui se propageoient depuis la bouche
jusqu'à l'œsophage et l'estomac, et lui occa-
sionnoient des disphagies, des spasmes de
l'œsophage, le hoquet et des vomissemens
fréquens. Quelquefois ces disphagies sont telles
que le malade périt.

Les aphtes ne sont pas à craindre lorsqu'ils
sont blancs, mous, sans consistance, super-
ficiels, indolens, épars, solitaires; mais ils
sont pernicieux s'ils commencent ou s'étendent jusqu'à l'estomac, comme nous l'avons
dit; s'ils sont enflammés et produisent la
difficulté de respirer ou d'avaler, surtout dans
les maladies graves. On regarde comme très-
mauvais les aphtes qui renaissent continuellement, qui sont jaunes, livides, noirs, se
couvrent de croûte, et répandent une mauvaise odeur. Ils sont très à craindre lorsqu'ils
sont symptomatiques dans les fièvres aiguës, et
qu'ils sont suivis d'ulcères profonds, putrides,
gangréneux. J'ai observé ces espèces d'aphtes
chez une personne du peuple; il sortoit de
l'intérieur de sa bouche des escarres gangré-
neuses, avec une humeur épaisse et sanieuse
exhalant une odeur fétide. L'usage soutenu

de fortes doses de quinquina à l'intérieur, les gargarismes avec les décoctions de feuilles de ronce, de chèvre-feuille et de miel rosat, le collyre de Lanfranc, la pierre infernale, l'esprit de sel tour à tour employés, rendirent à la vie cette jeune personne que les symptômes les plus alarmans sembloient condamner à une mort certaine.

Il arrive encore que les aphtes sont quelquefois critiques, et qu'ils terminent la maladie; on en juge par le temps de la maladie où ils paroissent, et par les signes qui les accompagnent.

Du hoquet.

On ne parle point ici du hoquet simple et passager, qui est une très-légère indisposition, ni de celui qui peut survenir dans les maladies chroniques, il n'a presque aucune valeur considéré comme signe pronostic. Il n'est question ici que de celui qui accompagne les maladies aiguës, et dont on peut tirer quelque présage.

Des auteurs ont appelé certaines fièvres singultueuses, à raison de la présence de ce symptôme qui les accompagne continuellement, augmentant et diminuant tour à tour avec elles. On doit les regarder comme sus-

pectes, attendu qu'elles dépendent, pour l'ordinaire, de l'inflammation de l'estomac, ou
du foie, ou de quelque intestin grêle.

On a raison de craindre le hoquet s'il est
le symptôme de quelque flegmasie des viscères
abdominaux.

Il est dangereux encore s'il succède au vomissement; car, comme disoit Hippocrate,
le hoquet et la rougeur des yeux sont d'un
mauvais augure, s'ils surviennent à cette évacuation.

A vomitu singultus et oculi rubicundi, malum.

On voit dans l'histoire de la femme qui
restoit à la place des menteurs, qu'elle vomit
le 12.ᵉ jour une grande quantité d'humeurs
noires et fétides; qu'elle eut beaucoup de
hoquet et de soif; et Aubry fait remarquer
que c'est dans cette journée, que toutes les
lueurs d'espérance qu'on auroit pu concevoir
de sa jeunesse et de ses forces, s'anéantirent
pour toujours; car tout vomissement d'humeurs noires et fétides est des plus mortels;
et le hoquet, dans cet état, peut se nommer,
ajoute-t-il, l'avant-coureur ou le tambour de
la mort. *Oracles de Cos, pag.* 195.

Ajoutons que les auteurs qui ont observé le
hoquet dans le début de la fièvre jaune, après
des vomissemens, l'ont toujours trouvé funeste.

Quelque alarmant que soit en général le hoquet, lorsqu'il survient dans une maladie aiguë, on doit cependant être prudent, et avant d'établir son pronostic, considérer quels sont les symptômes qui l'ont précédé, quels sont ceux qui l'accompagnent, quelles causes paroissent l'exciter; car s'il n'étoit accompagné d'aucun symptôme fâcheux, il peut tenir, comme on l'a souvent observé, à une irritation de l'estomac agacé, molesté par des humeurs glaireuses, bilieuses, acides, par des vers; et alors le vomissement, les déjections copieuses le font cesser; quelquefois une ample boisson délayante et aigrelette suffit pour le faire disparoître. Les personnes nerveuses peuvent aussi y être sujettes dans leurs maladies; on doit prendre en considération cet objet. Il peut venir encore d'une trop grande quantité de boissons dont on s'est gorgé à la fois.

On doit pareillement excepter celui que suit immédiatement une évacuation critique; car on a observé des hoquets salutaires par leur nature, ce qu'on reconnoît aux signes de coction qui ont précédé et de l'ensemble desquels il est nécessaire de s'étayer. Mais si le hoquet est la suite de quelque inflammation, comme nous l'avons déjà dit, s'il survient à la fin d'une maladie aiguë, précédé et accompagné des symptômes les plus fâcheux, les forces du malade étant épuisées, il est mortel.

Il n'est pas moins à craindre à la suite d'une évacuation, d'un purgatif, d'une hémorragie, principalement si le malade est bien foible, s'il a des sueurs froides, s'il a horreur des alimens, etc. Le hoquet est encore un signe dangereux s'il succède à quelque blessure des parties internes, ou des muscles et des os des tempes, au tenesme, à l'accouchement, aux coliques, à la passion iliaque, aux hernies étranglées, à la dyssenterie, à la fracture, aux luxations des côtes.

Rosein de Rosenstein regarde comme très-dangereux, le hoquet occasionné par des aphtes dans l'estomac et dans les intestins.

Des hypocondres.

Nous comprenons ici sous ce nom toute la partie droite et gauche de l'abdomen, au-dessus de l'ombilic. Il est très-important de bien examiner l'état de ces parties, et l'on sent bien pourquoi ; elles renferment des viscères essentiels, le foie, l'estomac, la rate, une partie du colon, etc.

En général l'état des hypocondres dans les maladies, est d'autant meilleur qu'il s'éloigne moins de l'état naturel. La meilleure disposition des hypocondres, dit Hippocrate, c'est qu'ils soient sans douleur, mous et flexibles, autant du côté droit que du côté gauche· *Præcordium optimum est doloris exors, et molle, et æquale, tum in dextrá, tum in sinistrá parte. Prænot.* En effet· on est sûr alors qu'aucune des parties qui y sont contenues, n'est attaquée; ce qui est d'un heureux augure dans les maladies aiguës. Il est bon aussi que les hypocondres conservent un certain embonpoint, car c'est un mauvais signe qu'ils s'affaissent et se dessèchent. Au reste, il faut s'instruire de l'état naturel de ces parties dans l'état de santé, parce qu'il arrive quelquefois qu'elles sont inégales; que l'hypocondre droit, par exemple, est plus dur, plus élevé que le gauche; et dans ce cas ce seroit un mauvais signe qu'il lui ressemblât parfaitement dans l'état de maladie.

Piquer se plaint que les médecins ne portent pas assez d'attention à examiner l'état des hypocondres; ce qui provient, dit-il, de ce que plusieurs d'entr'eux, faussement persuadés que les fièvres mésentériques sont très-fréquentes, et les confondant ainsi avec les aiguës, il arrive que si, en explorant l'abdomen, ils le trouvent un peu tuméfié, dur ou tendu, ils rapportent ce phénomène à la présence de mauvaises matières dans les premières voies; d'où il résulte qu'ils troublent la nature dans ses opérations, dérangent l'ordre de ses mouvemens et s'exposent à imprimer une mauvaise direction à la maladie.

En outre, par une connoissance exacte des hypocondres et de leurs divers états, on évitera de tomber dans l'erreur grave justement reprochée par Bianchi, à ce médecin qui, en examinant l'abdomen d'une femme qu'il croyoit attaquée d'obstructions, enfonça tellement le bout des doigts, que touchant une des vertèbres de l'épine du dos, parce que cette femme étoit fort maigre, il prit dans sa prévention grossière la grande dureté qu'il touchoit pour une tumeur squirrheuse (1).

---

(1) Pour explorer le bas-ventre, il faut placer le sujet d'une manière convenable, c'est-à-dire, couché sur le dos, la tête appuyée sur un oreiller, les genoux un peu relevés et pliés, et lui faire mettre à nu le haut du ventre, prenant bien garde que les muscles abdominaux soient dans un état de relâchement; le malade ainsi placé, on doit procéder à l'exploration, mais avec beaucoup de ménagement; car on parvient bien mieux à découvrir ce qui est caché dans le bas-ventre en le touchant légèrement, qu'en lui faisant violence. Cette dernière pratique, remarque Lieutaud, a deux grands inconvéniens; le premier, de se tromper et de croire trouver des duretés là où il n'y en a point. Le second qui

Nous supposons du reste ici, que les hypocondres se ressemblent parfaitement dans l'état de santé, comme cela est le plus ordinaire.

C'est d'après cela que nous établissons qu'il y a toujours à craindre lorsqu'ils sont tendus, inégaux, tuméfiés et douloureux, à moins que ce ne soit à l'approche d'une crise; ce qui est toujours annoncé dans ce cas par les signes de coction, et alors la tension de ces parties sans douleur, accompagnée de surdité ou de pesanteur de tête et de rougeur du visage, annonce une hémorragie, ou un dépôt à la parotide.

Il y a encore des cas où la tension douloureuse des hypocondres de la région hypogastrique, ne sauroit être regardée comme un mauvais signe, lorsqu'elle est occasionnée par des matières bilieuses, âcres qui irritent l'estomac ou les intestins. Cet accident fondé sur un état de spasme que la matière gastrique excite, ou entretient dans ces parties, cède pour l'ordinaire à l'action d'un vomitif.

Stoll en a parlé dans son *rat. medic., tom.*

---

est plus grave, est qu'on ne sauroit toucher et retoucher tant de fois et si rudement la même partie, sans risquer de la meurtrir.

I, pag. 8. Non pauci qui dolores acutos in hypocondrio alterutro ad attactum auctos querebantur, dato emetico curabantur, ut adeo non omnis dolor acutus ad attactum auctus, pro inflammatorio haberi debeat.

Mais la tension, la dureté, la douleur et l'inégalité des hypocondres, sont presque toujours de mauvais augure. Il est à remarquer que les hypocondres peuvent être tendus, avec ou sans tumeur et dureté à l'extérieur.

La tension est accompagnée de douleur et de tumeur extérieure, dans l'inflammation ou des muscles du bas-ventre, ou de la partie convexe du foie, ou de la rate, ou de l'estomac; et il n'est pas nécessaire de dire qu'elle est plus ou moins dangereuse, selon le degré de l'inflammation.

La tension sans tumeur et dureté extérieure, n'indique pas moins l'inflammation que la précédente, et le danger est le même, avec cette différence, que les parties enflammées ne sont pas aussi superficielles.

Le jeune homme de la place des menteurs eut ce symptôme le 3.ᵉ jour, et mourut le 7.ᵉ. *Præcordii intensio submollis utrinquè.*

L'adolescent de Mélibée qui expira le 24.ᵉ jour dans la frénésie, avoit une tension molle aux hypocondres, c'est-à-dire, sans dureté extérieure ou apparente. *Præcordii intensio submollis oblonga ex utrisque.*

Un ventre énormement soulevé, et tendu par les vents qui ne se dégagent ni par haut ni par bas, est d'un fâcheux augure. C'est cet état dont vouloit parler Hippocrate lorsqu'il disoit: *in febribus, alvo inflatâ, si flatus liberum exitum non habeat, malum.*

A l'ouverture des cadavres des personnes qui ont éprouvé ce symptôme, à la fin de leur maladie, on a trouvé les intestins presque blancs et transparens ; tant ils étoient gonflés et distendus par les vents.

J'ai vu dans le temps à la suite du Prof.r Fouquet, une malade atteinte d'un météorisme des plus alarmans, qui dura un mois environ, et fit presque désespérer de son état. Il se dissipa enfin par une éruption de vents par le bas, heureusement déterminée à l'aide de demi-lavemens d'assa - fœtida trituré avec le sucre. A cette tension énorme de l'abdomen, avoit succédé une hydropisie ascite qui finit par céder aux remèdes appropriés.

Quand le météorisme dépend de la saburre putride des premières voies (étant d'ailleurs médiocre), on peut se rassurer. C'est le propre des matières corrompues de permettre le développement de l'air qu'elles contiennent et qui jouissant de son ressort, distend les tuniques du tube intestinal, toujours affoiblies plus ou moins par l'âcre septique (1).

Quand la nature prépare une crise par les selles, les spasmes et le trouble des intestins déterminent un météorisme passager qui n'a rien de sinistre. Mais on a tout à craindre d'un météorisme atonique qui est accompagné de selles ichoreuses et colliquatives qui macèrent le canal intestinal, le privent de son ressort, ou de selles glaireuses et ensenglantées, occasionnées par la répétition des purgatifs, ou par une diarrhée trop durable.

La douleur des hypocondres, avec tension, pulsation ou palpitation, accompagnée de troubles et de mouvemens fréquens dans les yeux, annonce souvent un délire funeste, comme nous le verrons en parlant de ce signe.

Silenus qui expira le 11.ᵉ jour, eut une palpitation continuelle à l'hypocondre.

Lorsque les tumeurs des hypocondres durent

---

(1) Tissot parle dans sa fièvre bilieuse de Lausanne, d'un cas pareil ; l'eau froide fut le remède qu'il employa. C'est par son usage constant, joint à l'application de linges imbibés d'eau très-froide sur le ventre, que je parvins également à combattre avec succès, un météorisme considérable survenu du 11 au 13, dans une maladie grave dont on lit la description dans les Annales de la Société de médecine-pratique de Montpellier, an XI.

quelque temps avec la fièvre, elles suppurent et amènent la phthisie. Ces suppurations sont fort dangereuses, si elles sont accompagnées de fréquentes déjections, de syncope, de vomissement.

En explorant avec attention le ventre des personnes attaquées de maladies aiguës, il est arrivé de trouver dans la région ombilicale, une tumeur large, rénitente et solide, mais sans inflammation ni douleur. Ces sortes de tumeurs ne paroissent pas dangereuses, elles ont coutume de se dissiper par des déjections abondantes, soit spontanées, soit excitées par le moyen des purgatifs. J'ai observé avec feu M. Petiot, chez une malade, une pareille tumeur située vers l'ombilic, anticipant un peu vers l'hypocondre droit. La malade disait entendre un grouillement dans ses entrailles toutes les fois qu'elle frottait cette partie avec ses mains. Cette tumeur disparut un matin à la suite d'évacuations abondantes qui avaient eu lieu dans la nuit.

Enfin les hypocondres retirés au-dedans, *sursùm revulsa*, sont d'un très-mauvais augure, ils annoncent un état de spasme et un mouvement fluxionnaire dirigé vers le cerveau.

Des vers.

On sait que par leur présence, les vers donnent lieu à une foule d'épiphénomènes graves et alarmans; tantôt, par leur nombre ou leur grandeur excessive, ils remplissent l'estomac et le troublent dans l'acte de la digestion; tantôt, par leurs mouvemens, leur reptation, leur fluctuation, ils pincent les nerfs, les membranes des intestins, provoquent des nausées, des inappétences et des vomituritions; tantôt appliquant leurs suçoirs aux tuniques les plus délicates, ils les rongent et produisent le spasme de l'estomac, des cardialgies, des douleurs lancinantes aux intestins, des excoriations, des inflammations, le volvulus, perforent même ces viscères, ou par eux-mêmes, ou par un abcès; tantôt enfin, par l'absorption d'une partie considérable de chyle, ils privent le corps de nourriture, le font tomber dans la boulimie, l'émaciation et le marasme.

On aura raison de soupçonner l'existence des vers dans les fièvres, si les extrémités deviennent froides, s'il survient une diarrhée à contre temps, si le sang sort des narines, s'il y a démangeaison au nez, dilatation de la pupille; si le malade éprouve des douleurs, des piqûres vagues, soit dans la poitrine, soit dans le ventre; s'il se plaint de sentir de temps en temps quelque chose qui lui monte de l'estomac au gosier; enfin s'il y a des signes opposés sans aucun autre mauvais symptôme; mais il n'y a de vrai signe pathognomonique des vers dans le corps, que celui de leur sortie.

Si, sur le déclin de la maladie, après des signes de coction, il sort des vers avec les excrémens, c'est un bon signe. Souvent les fièvres cessent par une évacuation considérable de vers. Les vers présentent aussi par leur présence divers épiphénomènes qui enraient les mouvemens de la nature, et dérangent le cours des maladies. Il peut arriver même chez les enfans que cet accident produise les syncopes et la mort.

Dans le cas où le malade rend des vers, il vaut mieux qu'il les rende morts et à la fin de la maladie, lorsqu'elle paroît en mouvement de diminution, que vivans et au commencement.

Dans les maladies dangereuses s'il sort des vers morts ou vivans, seuls et sans matières excrémentitielles par l'anus au commencement ou dans l'état de la maladie, c'est un signe dangereux et qui annonce tout au moins que le mal sera long. On peut même en conclure que le malade en mourra, s'il se joint d'autres mauvais signes, et surtout si la respiration est fréquente, difficile, et l'haleine froide.

Si l'on vomit des vers dans les maladies aiguës, c'est un mauvais présage.

De la douleur.

La douleur est cette sensation pénible et désagréable que tout le monde connoît; car il n'est personne qui ne l'aie éprouvée dans sa vie.

Elle consiste dans un sentiment de prurit, d'érosion, de brûlure, de tension, de pression, de dilacération qu'éprouvent les parties nerveuses, et dont l'âme est avertie.

La douleur peut dépendre d'une cause physique ou morale; dans le premier cas c'est une douleur sensitive : on appelle douleurs imaginaires, celles qui dépendent uniquement des affections de l'âme. Telles sont celles qu'on croit éprouver en dormant, celles dont se plaignent les personnes vaporeuses; celles d'un homme auquel on a emporté un membre, et qu'il rapporte à ce même membre séparé de son corps, celles enfin que ressentent les personnes affectées de chagrins, de remords, etc.

On peut dire en général que comme rien de ce qui peut causer la douleur, n'est salutaire, elle doit toujours être regardée comme nuisible par elle-même, pour peu qu'elle soit violente ou continue.

En effet, considérée dans son élément, la douleur est un spasme plus ou móins concentré; elle est encore le premier degré de l'inflammation, ou plutôt une inflammation imparfaite, qui très-souvent s'établit dans la partie souffrante.

Cette irritation locale continuée affoiblit considérablement le système, diminue les excrétions alvines et la transpiration, déprave la coction, excite la fièvre, donne lieu aux veilles immodérées, au délire, aux convulsions; en outre la forte contraction des parties qui souffrent, peut être suivie du relâchement et de l'atonie, dont les conséquences immédiates sont la cachexie, l'œdème et l'hydropisie.

On regarde comme peu dangereuse la douleur qui n'est ni considérable, ni fixe, ni durable, et qui n'a pas son siége dans un organe principal, mais dans une partie moins importante telle que les extrémités. Les douleurs servent quelquefois dans les maladies aiguës, à annoncer un bon effet, un événement salutaire, telles sont celles qui surviennent immédiatement avant les crises, avec des signes de coction dans une partie qui ne sert pas aux fonctions principales.

Il est très-ordinaire au commencement de la maladie, d'entendre les malades se plaindre de douleurs à la tête, au ventre, qui cèdent aux évacuations alvines, et n'ont pas ordinaiment de suite.

Il y a des douleurs qui tiennent à une cause nerveuse, et pour ne pas se méprendre sur la nature de celles-ci, on doit prendre en considération la constitution particulière des sujets.

Combien de fois les praticiens n'ont-ils pas été appelés pour donner leurs soins à des personnes du sexe dans une attaque nerveuse dont elles venoient d'être subitement frappées; ils les trouvoient à leur arrivée, se plaignant de douleurs violentes tout à coup survenues, au dos, aux lombes, à l'abdomen, à la tête; toutefois les cavités étoient en bon état; le pouls, souple et naturel, ne présentoit aucun mouvement de pyrexie. C'est la subitanéité même de l'attaque et la rapidité avec laquelle elle a lieu, sans avoir été précédée d'aucune cause évidente et appréciable, qui sert à déceler le caractère de ces douleurs.

Toute douleur qui affecte un organe principal, est bien pernicieuse, surtout si elle tourmente beaucoup, et qu'elle subsiste long-temps, si elle fait perdre à la partie sa chaleur naturelle et qu'elle la rende insensible.

Une chose essentielle dans la pratique, est de distinguer une douleur de tête qui attaque l'occiput et qui précède la fièvre, d'avec cette douleur qui occupe le front. La douleur de l'occiput est très-dangereuse, et peut faire craindre les plus funestes influences sur le cerveau, tandis que celle du sinciput est moins grave, elle a sa source plus ordinairement dans les premières voies. Stoll observe que cette douleur sincipitale dans les maladies bilieuses, est quelquefois si forte, qu'il semble aux malades, à les entendre, que leur crâne va éclater *(quasi caput dissiliret)*; elle disparoît par l'action des évacuans et des antibilieux.

Les douleurs qui se font sentir au commencement des maladies et qui sont accompagnées d'autres signes dangereux, sont ordinairement symptomatiques; c'est pourquoi, si au commencement d'une fièvre aiguë maligne, le malade souffre de fortes douleurs dans le dos, dans les lombes, dans les jambes, ou dans les cuisses, ces symptômes donnent lieu de s'attendre que la maladie sera dangereuse.

Quæ ex dorsi dolore principio morborum ducuntur, difficilia. Coac.

Silenus qui mourut le 10.e jour, se plaignit d'abord d'une douleur aux reins.

La femme de Philinus de Thase ressentit des douleurs aux lombes dans le commencement de sa maladie, et mourut le 20.

Si de telles douleurs abandonnant brusquement les parties externes, et l'humeur morbifique qui les occasionnoit, se portant sur tel ou tel viscère, il survient un délire frénétique, un point de côté, un signe d'inflammation du bas-ventre, de telles métastases sont ordinairement funestes, surtout lorsqu'il s'y joint un froid permanent des extrémités, des anxiétés, etc.

J'ai vu une douleur pleurétique quitter son premier siége, se transporter tout à coup au cerveau, et déterminer un délire des plus furieux ; après bien des moyens tentés vainement, les symptômes cédèrent, comme par enchantement, à une saignée copieuse du pied que j'ordonnai. On sait que la tumeur et la douleur qui disparoissent tout à coup dans l'angine, font craindre avec raison, une métastase dans les poumons (1).

____

(1) On doit craindre les métastases lorsqu'elles se font du dehors au dedans , et le pronostic en est plus ou moins fâcheux, Ainsi l'humeur herpétique répercutée sur les poumons, peut produire la péripneumonie , l'hémoptysie , et même en

On reconnoîtra qu'une douleur quelconque quitte son siége pour se porter ailleurs, quand elle cesse ou qu'elle diminue considérablement sans signe de coction, et qu'un instant après les malades se plaignent de douleurs dans d'autres parties.

Si les douleurs ont leur siége dans les cavités qui contiennent les viscères, elles sont un signe d'inflammation, ou tout au moins de disposition inflammatoire, principalement si elles sont accompagnées de fièvre, de tension

---

beaucoup de cas la phthisie; se portant au foie, elle occasionne des engorgemens qui se terminent par l'induration. En se jettant sur les intestins, elle fait naître des coliques suivies de la dyssenterie, et d'autres fois attaquant la vessie, elle y cause des ardeurs et des rétentions d'urine. J'ai vu une galle malheureusement répercutée, produire le dérangement du cerveau et faire naître des accès de folie.

L'humeur arthritique portée à la tête, s'annonce par des engourdissemens, des pesanteurs, des douleurs plus ou moins aiguës, des assoupissemens suivis quelquefois du délire. Lorsqu'elle se porte vers la poitrine, elle détermine un resserrement de cet organe, et une inflammation souvent accompagnée de crachement de sang : se fixant à la gorge, elle produit l'esquinancie ; à l'estomac, des cardialgies, des vomissemens ; aux intestins, des coliques ; au diaphragme des mouvemens convulsifs.

L'humeur des dépôts critiques réflnant sur quelque organe essentiel, est presque toujours suivie de la mort. Rien n'est plus ordinaire qu'une telle terminaison à la suite de la délitescence des parotides. J'ai parlé en différens endroits de

dans la partie, et ces douleurs forment toujours un pronostic fâcheux.

Les douleurs avec tension au col, survenant
dans les maladies aiguës, ont souvent annoncé
des convulsions mortelles : *faucium dolor pra-
grandis, convulsiones facit.* Il est peu de personnes de l'art qui dans le cours de leur pratique
n'aient eu occasion d'observer de pareils épiphénomènes,

Le Roy fait mention dans ses pronostics, d'un
nommé Agret, atteint d'une fièvre continue,

---

mon Essai de matière médicale et de thérapeutique, des ravages produits par la rétrocession subite des érysipèles, et
par le transport métastatique à l'intérieur, de l'âcre mor-
bilieux, variolique, rhumatismal, etc. Qui ignore enfin les
désordres produits dans l'économie animale, par la déviation
de l'hétérogène laiteux?.. Trop long-temps les mères se refu-
sant à allaiter leurs nourissons, osèrent résister au vœu de
la nature qui leur imposoit ce devoir sacré. Le lait qui n'étoit
plus destiné à servir de nourriture à l'enfant, se déviant de
sa route, devenoit désormais une humeur étrangère, susceptible de dégénération, d'où s'ensuivoient des résultats
fâcheux et le plus souvent funestes. Heureusement les yeux
se sont ouverts à la vérité ; il étoit réservé aux écrits d'un
philosophe du 18.e siècle d'opérer cette utile révolution.
On est généralement convaincu aujourd'hui qu'il n'est point
de fonction plus importante que celle de mère. L'enfant est
allaité par celle qui lui donna le jour ; et en sauvant sa
mère, le nourisson lui-même a le bonheur de n'être plus
confié à des âmes mercenaires, qui incapables de connoître
le véritable attachement, ne lui eussent donné leur lait qu'au
prix d'un vil métal.

qui se plaignoit d'une tension douloureuse dans le côté droit du cou , et d'une douleur au gosier. Le médecin ainsi que le chirurgien n'aperçoivent rien d'enflammé dans les parties affectées ; mais à peine leur examen est-il terminé que le malade tombe dans des convulsions épileptiques, qui sont suivies d'un assoupissement léthargique et de la mort.

S'il survient dans les fièvres une grande chaleur à l'estomac, avec douleur vers l'orifice supérieur, c'est un mauvais signe.

Les convulsions et les douleurs violentes qui surviennent autour des viscères dans les fièvres continues, sont de très-mauvais augure.

Il est des cas où les violentes douleurs cessent tout à coup, tels que ceux d'une inflammation grave de la poitrine ou du bas-ventre; le malade paroît soulagé, il est plus calme, on le croiroit même hors de danger, et quelque temps après il expire. On doit se méfier de ces changemens subits qui ont lieu sans raison, ils ne sont qu'apparens, et vainement on compteroit sur eux pour le pronostic; car si inconsidérément on avoit avancé que le malade est hors d'affaire, sa mort qui ne tarderoit pas à arriver, mettant au jour l'inexpérience et l'incapacité de l'homme de l'art, le couvriroit de honte et de confusion.

Les douleurs de tête accompagnées de pesanteur et de penchant au sommeil, présagent des convulsions dangereuses. Une douleur de tête continuelle et opiniâtre, se termine souvent par l'épilepsie, l'apoplexie, la cécité, la surdité, la frénésie, la paralysie. Elle ne doit point être confondue avec l'hémicranie ou cette douleur violente d'un des côtés de la tête qui prend sa source dans une cause nerveuse, ou dans un état de gastricité. Cette affection n'est pas ordinairement à craindre.

Une douleur des tempes annonce quelquefois une hémorragie nasale. Une douleur à la racine du nez et aux arcades sourcilières, est souvent un signe de vers dans les sinus frontaux.

Suivant Levret, les femmes en couche éprouvent dès le second jour de l'accouchement, quelquefois même plutôt, une douleur de tête subite, comme si on venoit, disent-elles, de les frapper violemment. Ce symptôme étant produit par la déviation du lait, est suivi de tintement dans les oreilles, du *coma*, du *stertor* ou ronflement, de la contorsion à la bouche, du rire sardonique, de soubresauts dans les tendons, même de convulsions violentes, et de la mort.

La douleur aiguë des oreilles dans une fièvre

violente est de mauvais augure, il est à craindre à raison de sa proximité qu'elle ne détermine quelque désordre dans les fonctions
animales, tel que le délire, les convulsions,
l'apoplexie.

Il est heureux que dans ces cas il survienne
une suppuration des oreilles, qui termine la
maladie ; cette douleur cède aussi heureusement à une hémorragie du nez, à une diarrhée ou à des douleurs des extrémités, telles
que les cuisses, les jambes, les pieds. Dans
ces dernières circonstances, c'est un dépla-
cement de l'humeur morbifique, qui ne peut
être que salutaire.

On voit paroître dans les maladies aiguës,
des douleurs d'oreilles avec rougeur autour
de cet organe, qui sont le signe d'un érysipèle
à la face. Ces signes avoient été connus par
Hippocrate, *rubores circà aurem ex prœgresso
dolore, in febribus oborientes, signum quidem
sunt erysipelatis in facie futuri.* Coac.

Le tintement des oreilles peut être bon,
suivant les circonstances qui l'accompagnent.
Survenant après les signes de coction, et étant
accompagné de la rougeur du visage, du prurit
du nez, de la pesanteur de tête, de larmes
involontaires, du pouls dicrote, de l'obscurcissement des yeux, de la tension des hypocon-

dres, il concourt à annoncer une hémorragie critique du nez. *Sonitus aurium, cum visus hebetudine, et partium gravedine, mentem emovet, et sanguinem profundit.* Coac. Mais s'il survient dans le temps de la crudité et se joint à d'autres mauvais signes, tels que les veilles immodérées, la surdité, des urines aqueuses, tenues, la pulsation, des hypocondres, etc., il concourt dans ce cas à annoncer le délire.

Au reste il ne faut pas confondre ces douleurs d'oreilles ou ces otalgies avec celles dont la cause dépend, ou d'une fluxion catarrhale, ou d'une affection nerveuse, ou d'un vice des premières voies ; ces incommodités ne sont pas ordinairement alarmantes, on les connoît par la constitution régnante, par le tempérament du sujet, par le dégoût et les signes qui annoncent la gastricité.

De la surdité.

Il en est des signes qu'on tire de la surdité dans les maladies aiguës comme de tous les autres, leur pronostic varie suivant les circonstances où se trouve le malade. Elle n'est pas ordinairement dangereuse au commencement d'une maladie aiguë, si elle n'est accompagnée d'aucun autre mauvais signe. Elle est souvent

d'un heureux augure dans l'état de la maladie,
c'est-à-dire, lorsqu'elle précède une crise ; ce
que l'on reconnoît alors par les signes de
coction qui ont précédé : dans ce cas elle
donne lieu d'espérer ou une hémorragie du
nez on un dévoiement critique : la surdité
indiquera plus sûrement l'épistaxis lorsqu'elle
sera jointe à la rougeur du visage, au prurit
du nez, à la pesanteur de tête, à des larmes
involontaires, à la tension des hypocondres,
au caractère du pouls, à l'irritabilité des yeux
qui ne peuvent supporter la lumière, etc.

La surdité est pernicieuse, lorsqu'elle est
plutôt due à la violence du mal, qu'aux efforts
critiques de la nature ; et si elle s'accompagne
d'autres signes fâcheux, tels que douleurs de
tête, de cou, tremblement de mains, urines
rougeâtres, épaisses, sans sédiment, déjections
noires par les selles, paralysie de la langue,
engourdissement de tout le corps, on doit
craindre que la mort ne soit prochaine ; il
en sera de même si la surdité paroît avec une
extrême foiblesse ; c'est encore un mauvais
signe si elle survient aux fièvres accompagnées d'inquiétudes et de troubles.

Mais si elle se manifeste à la fin d'une
maladie aiguë, précédée par les signes heureux
de la coction, elle est le plus souvent critique,

et on le reconnoît à ce qu'à mesure qu'elle s'établit, les mauvais symptômes s'effacent, et le malade se trouve soulagé. C'est une preuve du transport de la matière morbide au dehors.

La surdité annonce souvent le délire furieux et quelquefois la mort. On peut s'en convaincre en lisant au 3.e livre des épidémies d'Hippocrate, l'histoire d'Hermocrate qui fut sourd dès les premiers jours de sa maladie, délira le sixième, et mourut le vingt-septième; celle de Philiste de Tarse qui devint sourd dès le second jour, délira le 3.e, et mourut le 5.e

La surdité annoncera plus sûrement encore le délire, si elle est accompagnée de douleurs de tête, de vomissement de matières poracées, de veilles opiniâtres, d'urines rougeâtres sans sédiment, et qui n'ont que des nuages.

Il est heureux que dans ce cas il survienne une suffisante hémorragie du nez, ou un flux de ventre, bilieux, dyssentérique, ou des douleurs aux cuisses, aux genoux; la surdité et le délire cesseront.

On peut s'en convaincre par l'histoire de la Vierge d'Abdère qui demeuroit dans la voie sacrée, laquelle délira le 14.e jour et eut le 15.e un abondant saignement du nez qui diminua considérablement la surdité, le délire,

et finit par les dissiper; par l'histoire d'Hé‑
ropite qui devint sourd le 14.ᵉ jour, délire
le 20.ᵉ, éprouva le 40.ᵉ une hémorragie du nez
qui diminua beaucoup la surdité et le délire,
et eut le 100.ᵉ jour un flux de ventre bilieux
et dyssentérique qui acheva la crise. On peut
ajouter l'histoire de Clazomène, qui, sourd
et dans le délire, dut son salut à un flux de
ventre.

Il vaut mieux que le délire succède à la
surdité, que si la surdité succédoit au délire.

C'est une chose remarquable que la surdité
et la diarrhée se succèdent et se détruisent
réciproquement, en sorte que la surdité cède
à l'évacuation spontanée du bas‑ventre, et
que celle‑ci disparoît par le retour de la sur‑
dité.

La surdité précédant souvent les parotides,
en parlant des signes de la première, il ne
sera point déplacé de dire un mot ici, de ces
tumeurs.

De la parotide.

La parotide est un abcès critique produit
dans les glandes de ce nom. Ce dépôt peut
se faire aussi dans les glandes maxillaires.

Les signes qui précèdent le plus ordinai‑
rement la parotide sont les frissons, le mal

de tête, le bourdonnement des oreilles, l'assoupissement, la surdité, la tension, la dureté et l'enflure des hypocondres, des mouvemens convulsifs avec stupeur, les veines des tempes gonflées, le visage pâle et enflé, les urines tenues et peu abondantes.

Les parotides sont presque toutes suspectes, à cause du peu d'étendue du lieu où elles paroissent, et de la proximité du cerveau ; elles peuvent encore être dangereuses, par la pression qu'elles exercent sur la veine jugulaire.

En général les fièvres dans lesquelles il se forme des parotides, sont d'un pronostic grave ; on regarde cependant comme un signe avantageux chez les malades, qu'elles ne soient ni trop étendues ni trop douloureuses, *quæ dolenter ad aurem assurgunt, pestifera* ; qu'elles dissipent la fièvre d'une manière critique, selon la loi des crises, c'est-à-dire, qu'elles ne paroissent pas trop tôt, ni dans la grande crudité, qu'elles arrivent après des signes de coction, au déclin de la maladie, et qu'elles suppurent d'abord, ou si elles s'effacent et disparoissent, que cette délitescence soit immédiatement suivie d'un dépôt épais et copieux dans les urines, ou d'une hémorragie convenable du nez, ou d'un flux de ventre

bilieux, dyssentérique, ou bien encore de
douleurs aux hanches, aux cuisses, aux genoux,
aux jambes. Sans aucune de ces conditions,
les malades meurent ou éprouvent une rechûte occasionnée par le transport de la matière morbifique, sur quelque autre organe.

Ces dernières terminaisons sont bien exprimées par ces deux passages du père de la
médecine : *Si febrem parotides lege criticè non
expellant, nec ipsæ coquantur, nec sanguis
fundatur è naribus, nec verò urinæ crassam
excipiant hypostasim, moriuntur.* Voilà pour la
mort; voici qui concerne la rechûte... *Quibus
sub judicationis tempus, juxtà aures tubercula
exorta minime suppurant, iis subsidentibus
morbi reversionem fieri contingit. Lib. de hu-
moribus.*

. Les parotides qui surviennent dans un état
comateux, qui loin de soulager le malade ne
font que l'aggraver, et s'accompagnent de
très-mauvais signes, sont elles-mêmes d'un
très-mauvais augure; ce n'est qu'une exten-
sion de la maladie. *Parotides symptomaticæ
pravæ paraplecticis.*

Il faut considérer encore relativement à
la matière que rendent les parotides qui
viennent à suppuration, qu'elle ne coule pas
trop long-temps et abondamment; mais que

la quantité en diminue journellement et par degré; que le pus soit d'ailleurs blanc bien conditionné, et que les forces reviennent à mesure qu'il sort; car on sent qu'une suppuration abondante trop soutenue, épuiseroit nécessairement le malade, et qu'une matière purulente, trop claire, brûne, verte, jaune, sanguinolente, fétide, seroit funeste; de telles qualités feroient craindre avec raison des impressions aussi fâcheuses pour le cerveau, que celles qu'un mauvais pus produit tous les jours sur les poumons, et sur le foie dans les abcès de ces viscères.

Assoupissement.

Les auteurs reconnoissent plusieurs espèces de sommeil morbifique, qu'ils comprennent sous le nom général de *sopor*, *cataphora*, *coma vigil*, *coma somnolentum*, *catoche*, léthargie, *carus*, apoplexie.

La différence de ces affections entr'elles et leur degré d'intensité doivent nécessairement faire varier le pronostic.

C'est une chose prouvée par l'observation que plus un malade est en rapport avec l'âge, le tempérament, la constitution du sujet, moins elle offre de danger; c'est pourquoi les délires sont moins à craindre chez les

jeunes gens, et l'assoupissement moins dangereux chez les vieillards ; par la raison du
contraire, l'assoupissement doit être plus
dangereux chez les jeunes gens, et le délire
chez les vieillards, comme étant moins en
rapport avec la nature de leurs humeurs, avec
leur âge et leur tempérament.

Le sommeil agité, inquiet, tient souvent,
surtout au commencement de la maladie, a
de mauvais sucs dans les premières voies. En
même temps la tête est pesante, engourdie,
l'haleine est putride, la langue sale, les urines
sont troubles, les yeux sont noyés, l'épigastre
est soulevé ; l'émétique et les purgatifs sont
les moyens les plus utiles dans ce cas.

Le sommeil inquiet mêlé de grincement
de dents, est assez commun aux enfans ; ces
deux signes font soupçonner la présence des
vers, surtout s'ils sont accompagnés d'une
prunelle dilatée, de yeux d'un blanc terne,
de prurit aux narines, d'une odeur aigre,
ce n'est pas cependant toujours vrai ; ces phénomènes peuvent tenir à des acides dans les
premières voies, et nous avons déjà vu qu'il
n'y avoit de véritable signe pathognomonique
des vers que celui de leur excrétion.

Le sommeil qui succède à une crise, indique
qu'elle est parfaite ; le sommeil modéré et

tranquille, appaise les convulsions et le délire.

Si le sommeil est profond, mais tranquille; si le malade qui dort plus que dans l'état naturel, excité cependant et bien éveillé, paroît avoir le regard net; s'il répond à propos et promptement aux questions qu'on lui fait; un tel sommeil n'est point à craindre; il éloigne et diminue successivement tous les fâcheux symptômes.

Piquer dit avoir vu plusieurs fois, dans les fièvres ardentes, après le quatorzième jour, et la maladie présentant déjà des signes de coction, survenir un sommeil qui duroit presque trois jours, et quelquefois davantage; de manière que les malades ne s'éveilloient que lorsqu'il étoit nécessaire de leur donner quelque nourriture; mais comme ce praticien observoit qu'ils s'éveilloient sans peine lorsqu'on les appeloit, que les forces augmentoient, et que la maladie se terminoit, pour lors il jugeoit que le sommeil étoit un de ceux qui accompagnent une bonne crise.

Le sommeil devient dangereux à mesure qu'il s'éloigne de l'état naturel; si au lieu de soulager, et de réparer le malade, il le fatigue, c'est d'un mauvais augure, et il peut devenir mortel; *in quo morbo somnus laborem facit, mortale.* Coac.

Si en dormant, les malades n'ont pas les paupières entièrement fermées, de sorte que l'on voie le blanc des yeux, c'est un mauvais signe à moins qu'ils ne soient accoutumés à dormir ainsi, ou que ce phénomène se présente à la suite d'un cours de ventre.

L'affection soporeuse qui succède à l'ivresse, à un coup sur la tête, à une contusion, est regardée comme moins dangereuse que celle qui dépend d'une cause interne ; si elle passe le 7.e jour, elle est encore moins à craindre. Les affections comateuses qui ont duré trois jours, sont ordinairement changées en mieux ou en pire, par un mouvement critique.

Un malade qui est enseveli dans un sommeil profond et stupide, dont le ventre se bombe, s'élève en tumeur, peut être soulagé par une diarrhée, un flux d'urines critique.

L'assoupissement est funeste quand il est accompagné de refroidissement ; *somni veternosi, unáque alsiosi mortiferi.* Coac. C'est une preuve que la chaleur vitale est concentrée à l'intérieur, et ne tardera pas à s'éteindre.

Silenus fut assoupi le 10.e jour, ayant les extrémités froides et mourut le lendemain.

Le sommeil excessif uni à une difficulté de respirer et au délire, amène souvent l'éruption des parotides.

L'assoupissement profond dans l'invasion des fièvres intermittentes, fait craindre la fièvre pernicieuse soporeuse.

Si à une affection soporeuse on voit se joindre des symptômes fâcheux, tels que l'inpossibilité d'avaler, un pouls mauvais, une respiration stertoreuse, et excessivement rare, des mouvemens convulsifs, soit dans les doigts, soit dans les poignets, dans quelques muscles du col ou de la face, des parotides symptomatiques, des vomissemens de matières brunes, noires, un froid permanent des extrémités; la mâchoire inférieure pendante, la lividité des ongles, des bouts des doigts, des traces de lividité autour des lèvres, aux tempes, on peut annoncer que le malade ne tardera pas à succomber.

La veille immodérée amène le changement dans le cerveau, le délire, les convulsions; comme le sommeil trop prolongé amène la léthargie et l'apoplexie.

Les veilles qui surviennent pendant l'accroissement de la maladie, ou dans son état avec des signes de coction, sont d'un bon augure, elles précèdent ordinairement la crise, et disparoissent lorsqu'elle est faite.

Les maniaques et les mélancoliques peuvent supporter de très-longues veilles sans s'affoiblir beaucoup.

La veille produite par la fièvre est suivie ordinairement du sommeil comateux, et celui-ci de l'apoplexie. C'est un très-mauvais signe qu'un malade ne puisse dormir, ni le jour ni la nuit; c'est une preuve qu'il souffre beaucoup et que le délire n'est pas éloigné.

Convulsions.

On distingue les convulsions cloniques et les convulsions toniques; dans le second cas les parties demeurent fixes et immobiles, dans le premier elles sont agitées par des secousses plus ou moins violentes. La respiration dans l'un et l'autre cas souffre peu; mais le pouls est le plus souvent obscur, et quelquefois fébrile. Ces accidens peuvent être généraux ou particuliers.

Les malades dans la plupart des convulsions ne peuvent ni parler ni agir, mais quelques-uns voient et entendent, ils conservent même le souvenir : il est cependant des cas où ils sont privés de tous les sens.

Les convulsions de l'une et l'autre espèce sont souvent annoncées par une voix aiguë et lugubre; par des éblouissemens et le tin-

tement des oreilles; par des baillemens, des
pandiculations , des tremblemens ; par des
anxiétés, des cardialgies, des nausées; par des
palpitations , et les désordres du pouls , par
un froid ou un fourmillement aux pieds, ou
à la paume des mains ; par des soubresauts
dans les tendons, des urines écumantes ; par
l'apparence d'un air froid, qui du coccix monte
le long de l'épine ; par la tension des hypocondres, la constriction de l'anus, du cou,
de la vessie , etc. Après l'accès, les malades
se sentent brisés et moulus, quelques-uns ont
des défaillances ou tombent dans un profond
sommeil, d'autres restent avec des engourdissemens, il en est chez qui l'attaque nerveuse
se termine par des cris ou des hurlemens ;
plusieurs enfin souffrent pendant l'accès , un
priapisme violent qui ne cesse pas même après
la mort.

La peur et les autres passions de l'âme donnent souvent lieu aux convulsions; les femmes,
surtout celles qui sont délicates, vaporeuses,
hystériques , éprouvent des affections convulsives par des causes plus légères , et en général
avec moins de danger que les autres sujets.

*Quæ cadunt in hystericas sine febre con-
vulsiones , faciles.*

Les affections convulsives peuvent être

causées par la rétention et la suppression des urines, par les vers, surtout chez les enfans, par une goutte remontée, la rentrée des éruptions cutanées, la suppression de la sueur, etc.

Occasionnées par de grandes pertes, par des super-purgations, elles amènent un grand danger ; *in fluxu muliebri convulsio et animi deliquium si accedat, malum. A purgatione immodicâ convulsio et singultus, malum.*

Les contusions, les plaies, les fractures, les luxations, les douleurs extrêmes, et toutes les causes qui irritent le système nerveux, peuvent exciter des convulsions plus ou moins dangereuses. *Convulsio vulneri superveniens, lethalis* (1).

Pour l'ordinaire, les convulsions ne sont point mortelles, à moins qu'elles ne soient fréquentes et très-violentes. Celles qui accompagnent la dentition ne sont pas fort à craindre, non plus que celles qui paroissent avant l'éruption de la petite-vérole, de la rougeole, etc.

Les convulsions épileptiques qui surviennent dans l'état ou vers la fin d'une maladie aiguë, sont mortelles pour les enfans comme pour les adultes.

La femme de Philinus qui mourut le 20.ᵉ

____

(1) *Voy. Scamandre, lib. 5, de morb. popularibus.*

jour de sa maladie, avoit eu des convulsions le 8 , le 9 , le 11.

Erasinus qui mourut le 5.e jour à l'entrée de la nuit, eut quelque temps auparavant beaucoup de convulsions qui durèrent jusqu'à la fin.

Philiste de Thase qui mourut le 5.e jour, avoit eu des convulsions le 4.e

Les convulsions sont quelquefois précédées et annoncées par un sentiment de tension dans les muscles du cou, et par une douleur sans enflure, ni rougeur dans le gosier.

Nous avons déjà cité l'exemple pris dans les pronostics de Le Roy, concernant le nommé Agret qui se plaignit dans le cours d'une fièvre aiguë, d'une tension douloureuse dans le côté droit du cou, et d'une douleur au gosier, auxquelles succédèrent des convulsions épileptiques, qui furent suivies d'un assoupissement léthargique et de la mort.

Le Frénétique qui mourut le 4.e jour de sa maladie, Silenus qui expira le 11.e, et la femme de Cyzique qui succomba le 17.e, offrent d'autres exemples de ces épiphénomènes.

Quoique toujours effrayantes, les convulsions ne sont pas à beaucoup près aussi dangereuses , lorsqu'elles surviennent au début d'une maladie aiguë, que lorsqu'elles arrivent comme nous l'avons dit, vers l'apogée ou vers le déclin de la maladie.

Un épileptique peut avoir dans le cours d'une maladie aiguë, une ou plusieurs attaques d'épilepsie qui tenant alors à une maladie chronique et habituelle, ne doivent pas influer sensiblement sur le pronostic de la maladie aiguë.

Les convulsions qui viennent de la suppression de quelque évacuation, disparoissent si l'on rétablit l'évacuation supprimée. Celles qui se manifestent dans les fièvres, sans avoir été précédées d'aucun signe, viennent le plus souvent de l'estomac, et ne sont pas à craindre; le vomissement les fait cesser.

Celles qui surviennent soit à une paralysie, soit à une hémiplégie, ont souvent suffi pour en opérer la guérison.

On voit en effet de ces convulsions survenant dans le cours d'une affection chronique, devenir critiques par rapport à cette dernière, et en faire disparoître jusques aux moindres vestiges; Bordeu a vu dans le cours d'une hydropisie universelle, le transport subit des eaux à la tête, déterminer une violente attaque convulsive qui dissipa le gonflement. Storck a cité un cas semblable dans son *annus medicus*.

Les convulsions sont à craindre si elles sont

un mal chronique héréditaire, elles peuvent se terminer par l'épilepsie, la paralysie, et souvent par une apoplexie mortelle.

Il vaut mieux, comme l'avoit observé le Père de la médecine, que la fièvre succède aux convulsions, que les convulsions à la fièvre; la raison en est que les convulsions sont toujours un accident alarmant dans les fièvres, surtout dans eelles qui ont une tendance à l'adynamie et à l'ataxie; tandis que la fièvre devient au contraire un mouvement salutaire dans les convulsions dont elle opère la solution. Nous aurons occasion de revenir là dessus en parlant de la fièvre dans les maladies.

Dans les fièvres aiguës, les convulsions qui sont accompagnées de douleurs fortes aux environs des viscères, sont dangereuses, ainsi que celles qui succèdent à l'assoupissement,

Celles qu'éprouvent les frénétiques, qui succèdent aux violentes douleurs de tête, aux veilles assidues, aux tremblemens, sont d'un très-mauvais augure.

Le mouvement convulsif dans le globe de l'œil, est mortel, s'il survient au commencement d'une maladie soit aiguë, soit chronique.

Les mouvemens convulsifs de la face, le trismus, le ris sardonique, les crampes violentes, et surtout les mouvemens tétaniques, indiquent une affection profonde du système nerveux, et présagent une issue fatale.

Le délire.

Le délire est ce trouble dans les opérations du principe pensant, qui l'éloigne plus ou moins de cet ordre, cette suite, cette netteté, cette connexion d'idées et les actions qui en résultent, qu'on observe dans l'état naturel.

Il y a plusieurs sortes de délire, les uns sont tranquilles, les autres furieux. Ceux-là sont particuliers et affectés à un objet déterminé ; ceux-ci sont généraux et se manifestent par toutes les actions du malade.

L'homme qui est dans le délire fait des choses qu'il n'est point habitué de faire ; tour à tour il chante, pleure, tient des discours sans ordre, sans suite ; répond des choses absurdes quand on l'interroge, crache au visage de ceux qui sont autour de lui, demande des choses ridicules, oublie ce qu'il vient de dire ou de faire, chasse aux mouches, etc.

Il y a des délires critiques qui sont dus au trouble qu'éprouve la machine aux approches de la crise ; ils soulagent et ne sont pas continus ; on les reconnoît par la douleur, la pesanteur de tête, la surdité, les convulsions, les larmes involontaires, le tintement d'oreilles; ils sont d'ailleurs précédés des signes de coction ; s'ils sont suivis d'une hémorragie du nez, la maladie se termine heureusement ; ils peuvent en outre être emportés par une sueur abondante et générale, avec chaleur de tout le corps, par des urines ou des déjections critiques, ou par des douleurs qui surviennent aux extrémités.

On voit par l'histoire de la vierge d'Abdère, que le 20 elle sentit des douleurs aux pieds, auxquelles cédèrent le délire et la surdité, que le 27 elle fut parfaitement rétablie, à l'exception de la douleur aux pieds qui subsista.

On observe que le sommeil qui succède au délire est d'un bon augure; si ce sommeil est doux, paisible, et se prolonge, de tels signes annoncent la guérison. *Ubi somnus delirium sedat, bonum est.* Aph. II, sect. 2.

Il est avantageux que le délire réponde à peu près au degré de la fièvre, qu'il augmente et diminue avec elle.

Mais si le pouls et les forces s'affoiblissent tandis que le délire persiste au même degré ou augmente, on ne peut qu'en tirer un fâcheux pronostic; c'est une preuve que la maladie devient supérieure aux efforts de la nature. -

On ne doit pas s'alarmer de ces délires qui surviennent dans le froid ou le chaud d'un accès, et qui tiennent à l'idiosyncrasie du sujet.

Les signes de cette affection cérébrale sont les suivans : douleur de tête forte et opiniâtre, yeux et visage rouges, tremblement des mains, bourdonnement, tintement des oreilles, veilles continues et immodérées, vomissement de matières poracées, surdité, urines claires (1), battement ou pulsations tumultueuses à l'hypocondre (2).

On reconnoîtra que le délire commence à l'imagination du malade plus vive que dans l'état naturel, s'il a de la loquacité, si sa parole est précipitée, son regard vif et hardi, ses yeux brillans, sa respiration grande et rare, si contre sa coutume il se couche sur le ventre, si les hypocondres sont enfoncés.

---

(1) *Urinæ pellucidæ et albæ.* Ces urines sont de mauvais présage, elles annoncent le désordre dans les sécrétions, et font craindre avec raison le transport des hum eurs au cerveau. *Mala expectanda sunt, quia retinetur illud in corpore quod excerni debebat.* Van-Swiéten.

(2) *Pulsus in hypocondrio cum tumultu mentis emotorius est.* Coac. Prosper Martian commentant cette sentence, remarque que ces pulsations dans quelque partie du corps qu'elles surviennent dans le cours d'une maladie aiguë, sont également l'indice d'un délire prochain.

Le Roy nous avertit de ne pas confondre avec le vrai délire, les rêvasseries des malades, qui, soit en dormant, ou à moitié endormis, marmotent entre leurs dents, ou tiennent des discours déraisonnables. Rien de plus commun qu'un tel signe, même dans les fièvres les plus benignes; rien de moins alarmant, pourvu que le malade éveillé, interrogé, ait le regard naturel, et réponde à propos.

On peut poser en principe que le délire s'observe plus communément, et qu'il est moins dangereux dans les maladies des jeunes gens, que dans celles des personnes d'un âge mûr, des vieillards et des enfans; c'est ce qu'Hippocrate donnoit à entendre par ce passage de ses aphorismes, 80, sect. VII : *quicumque suprà quadraginta annos phrenitici fiunt, non ità valdè sani fiunt ; minus enim periclitantur, quorum naturæ et ætati morbus affinis fuerit.*

On estime le danger du délire, par le temps de la maladie où il paroît, par les forces du malade, par les mauvais signes qui l'accompagnent, et qui le suivent. On doit craindre avec raison les délires qui ont pour objet les choses nécessaires, par exemple, quand un malade s'obstine à ne rien prendre de peur d'être empoisonné; ceux qui sont violens,

et continuels, accompagnés d'une voix tremblante.

On regarde comme mortels ceux qui se
compliquent avec des mouvemens convulsifs
des poignets, des yeux, des muscles, de la
face, du cou, de la tête; de même que les
délires frénétiques qui s'accompagnent de
convulsions épileptiques, du grincement des
dents.

Hippocrate avoit observé qu'un soulagement
qui survient sans raison dans une maladie,
étoit infidèle, et qu'on ne devoit pas se flatter
qu'il fût durable. *Iis quœ sine ratione levantur
non fidendum.* C'est pourquoi si un malade
en délire reprend tout à coup sa connoissance
sans que ce changement ait été précédé par
quelque évacuation critique ou par quelque
dépôt, les symptômes funestes qui accompa-
gnoient persistant, la mort du malade est
très-prochaine.

On regardera comme un signe très-fâcheux
si le malade naturellement doux et modéré,
présente dans sa voix, dans ses discours, dans
ses gestes, dans ses procédés, dans son regard
même, des changemens très-opposés; on ne
regardera pas comme moins fâcheux que le
malade dans son délire, crâche souvent, que
ses mains tremblantes soient continuellement

occupées à éplucher sa couverture ou une muraille voisine, qu'il porte les mains devant ses yeux, et au devant de son visage comme s'il vouloit en écarter quelque objet (1).

Il est du reste avantageux que le malade conserve sa sensibilité physique et morale, qu'il soit affecté comme dans l'état naturel par le froid et le chaud, et par les autres causes qui peuvent agir sur les sens; que son âme montre sa sensibilité ordinaire dans les circonstances qui peuvent l'intéresser ou l'é-mouvoir.

Mais si le malade ayant la bouche très-sèche, beaucoup de chaleur à l'habitude du corps, ne se plaint pas cependant de la soif, si on le trouve les pieds, les mains hors du lit, quoique froids, s'il va à la selle (2), et s'il urine sans le sentir, s'il paroît ne prendre aucun intérêt à ce qui se passe autour de lui; s'il se comporte avec indifférence dans les scènes

---

(1) Toutefois comme l'ont observé Cardan, Fouquet, ces palpitations, ces gesticulations, ne peuvent être regardées comme décidément mortelles, qu'autant qu'elles seroient continues et permanentes.

(2) L'excrétion des matières alvines blanchâtres, *fæces albæ*, est un des signes qui annoncent le plus souvent un délire fâcheux; Hippocrate assure n'avoir vu aucun des frénétiques qui avoient rendu des déjections blanches, en réchapper.

les plus attendrissantes, on doit en conclure
qu'il est devenu insensible, que son cerveau
est grièvement affecté; ces symptômes annoncent donc le plus grand danger.

Enfin on peut prédire que le délire aura
une terminaison fatale, s'il s'accompagne de
symptômes très-fâcheux, tels que l'extrême
foiblesse, le tremblement, un pouls très-mauvais, des mouvemens convulsifs, des yeux
rouges et ternis, un vomissement de matières
brunes, noires, la langue sèche, brûlée, tremblante, les lèvres écartées, les dents antérieures
couvertes d'une matière visqueuse, sèche,
brune, noire, une extrême altération dans
les traits de la physionomie, etc.

Tels sont les signes funestes que je vis se
développer dans la maladie de mon malheureux fils, de ce fils unique que la mort cruelle
vient de m'enlever dans un âge tendre, et
dont la perte déplorable a répandu l'amertume
et les regrets sur le reste de mes jours.

Du pouls.

La connoissance du pouls est essentielle
pour le médecin, comme nous l'avons dit
ailleurs, ce signe est, si l'on peut s'exprimer
ainsi, le thermomètre du corps humain; c'est
lui qui annonce le calme ou l'orage de la cir-

culation, et qui marque par ses caractères les degrés des forces vitales.

Pour bien explorer le pouls, il est des attentions particulières qu'on ne doit pas négliger ; il faut prendre la situation la plus propre à nous faire apprécier ce signe, et pour cela le bras du malade doit être dans un état de pronation, et le corps parfaitement tranquille. Il faut alors appliquer les quatre doigts de la main sur l'artère, de manière que le cinquième embrasse le poignet ; il faut de plus que les quatre doigts appliqués, soient aussi parallèles à l'artère qu'il est possible ; on doit toujours tâter de la main droite le pouls de la main gauche du malade, *et vice versâ ;* on ne se contente pas de l'explorer d'une main seulement, il faut tâter l'artère de chaque main.

L'observation reconnoît différentes espèces de pouls, fondées sur la nature de ses pulsations, suivant que ces dernières sont fréquentes ou rares, vites ou lentes, grandes ou petites, pleines ou vides, et qu'elles s'exécutent avec force ou foiblesse, avec dureté ou souplesse, avec égalité ou inégalité.

Il est à remarquer que la fréquence du pouls ne doit pas être confondue comme on le fait souvent avec sa vitesse ; la fréquence se dit du

nombre des pulsations dans un temps déterminé, la vitesse s'applique au mouvement de
rapidité de la diastole. A la vérité la fréquence
est presque toujours réunie à la vitesse , mais
pas tellement qu'elles ne puissent exister l'une
sans l'autre, comme on peut en juger par
l'exemple rapporté par M. Landré Beauvais ,
d'une fièvre ataxique , lente, nerveuse, dans
le cours de laquelle le pouls fut rare; il ne
donnoit que cinquante-deux à cinquante-six
pulsations par minute, mais il y avoit une
grande vitesse dans le mouvement de dilatation.

Pour mieux déterminer l'état contre nature
du pouls, il faut en établir un qui serve de
mesure, et de point fixe de comparaison.

Le pouls naturel est égal, mollet, souple,
libre, point fréquent, point lent sans paroître
faire aucun effort, ses pulsations se ressemblent parfaitement, elles sont à des distances
parfaitement égales. D'après ces préliminaires
sur l'état naturel du pouls, nous observerons
qu'il est avantageux dans le cours d'une maladie aiguë, qu'il soit souple , égal , développé ,
que pour le degré de force il ne s'éloigne pas
beaucoup du naturel.

Si , dans le cours d'une maladie, le pouls
présente des variations telles que, pendant

les premiers jours, il soit constamment vif, serré, dur et pressé, et qu'ensuite il change, se dilate, se développe sensiblement, et devienne plus plein, plus fort et plus libre, ces variations ne doivent point surprendre ; l'expérience nous apprend que ces pouls marquent l'état successif de crudité et de coction, et que dans l'état de maladie telle est la marche de la nature ; on ne s'étonnera pas non plus que vers la fin de la maladie, le pouls prenne encore un caractère particulier, qui varie suivant le couloir par où se fera l'excrétion critique. C'est ainsi que le pouls sera dicrote, mol et onduleux, ou inégal et intermittent, si la crise s'opère par une hémorragie du nez, ou par la sueur, ou par les selles.

La fréquence du pouls s'observe dans les fièvres angioténiques, dans le début des fièvres bilieuses, dans le commencement des phlegmasies, dans le début des hémorragies actives. Cette fréquence est salutaire tant que ces maladies sont dans leur état de crudité ou d'irritation, et qu'elle va successivement en diminuant jusqu'à la coction ; si elle persistoit elle seroit fâcheuse.

La fréquence du pouls est favorable, pourvu qu'elle ne soit pas trop considérable, dans les maladies par atonie où le système se trouve dans un état d'inertie qui s'oppose au mouvement critique, ou qui le rend difficile ou incomplet. Dans plusieurs affections nerveuses telles que l'apoplexie, la paralysie, elle fait espérer une heureuse solution.

Le pouls qui est en même temps fréquent, petit, mol, foible, souvent inégal, et qui persiste dans ce caractère, accompagne les fièvres aiguës, graves, de mauvais caractère; il annonce le danger.

Si le pouls, de développé qu'il étoit, avec de la force et même de la dureté, devient petit, mol, foible, c'est un signe fâcheux, et on doit beaucoup craindre pour le malade.

On augurera bien au contraire de l'issue de la maladie, si le pouls perdant ce caractère acquiert plus de force et d'étendue.

Les pouls inégaux ne présagent généralement rien de bon avant le temps de la crise, ils annoncent la prostration des forces de la vie; d'autres fois une perturbation plus ou moins grande dans l'action du système nerveux; mais ils désignent une crise prochaine, lorsqu'ils se manifestent par la coction. Ces pouls ne peuvent point servir à établir un pronostic dans les maladies, lorsqu'ils ont déjà lieu dans l'état de santé.

On observe le pouls intermittent chez les

vieillards, et chez les hommes d'une haute stature, ainsi que chez les pléthoriques et les enfans qui dorment. Baglivi remarque que ce pouls n'est point dangereux dans les affections de poitrine qu'il accompagne fréquemment, pourvu que le malade conserve des forces, et il n'est pas une contr'indication de la saignée, dans les cas d'inflammation des poumons.

Le pouls dur et tendu désigne une forte irritation des parties membraneuses; le pouls fort et le pouls grand, marquent l'énergie des forces vitales; ce dernier signe est toujours rassurant.

Le pouls petit, foible et mol, est l'indice au contraire de la foiblesse et du défaut de réaction du système.

Le pouls vide annonce un danger imminent; le vermiculaire, le formicant, une mort prochaine.

Il arrive souvent que des matières bilieuses, âcres, des vers qui agacent l'estomac ou les intestins, une passion d'âme, une hémorragie, un vomissement, un cours de ventre subit et copieux, un remède qu'on aura pris, introduisent dans le pouls, de la foiblesse, de l'irrégularité, des dérangemens plus ou moins grands; mais en remontant à la cause, on ne s'en alarmera pas. Il n'est aucune espèce de pouls, dit Zimmermann, que je n'aie remarqué dans les affections hystériques, en un jour ou une nuit. La constitution du sujet doit être aussi prise en considération. Il y a des pouls naturellement très-forts, et d'autres naturellement très-foibles.

Stoll regardoit le signe tiré de l'état du pouls, comme bien moins sûr et bien moins fidèle, que celui de la respiration. En effet si nous en jugeons par ce qu'on observe dans certaines fièvres ataxiques, les malades meurent avec un très bon pouls; *Pulsus bonus, urina bona, æger moritur*. Si dans ce cas ou vouloit apprécier l'état du malade, d'après ce signe seul, et si l'on ne tiroit pas en même temps ses inductions de la chaleur âcre et ardente de là peau, de la tristesse, des anxiétés, des insomnies, de l'assoupissement du malade, de la sécheresse de la langue, des soubresauts des tendons, enfin de l'ensemble des symptômes alarmans et disparates qui constituent la malignité, on s'exposeroit à commettre des erreurs graves dans le pronostic. J'ai vu des malades au râle et avec tous les signes de l'agonie présenter encore une certaine force dans le pouls, qui pouvoit en imposer sur leur véritable état. C'est pourquoi le médecin qui veut porter un pronostic assuré, ne doit pas s'en rapporter à un signe isolé, mais il doit encore peser dans sa sagesse la valeur de tous les signes que présente la maladie, réfléchir attentivement sur ce qui a précédé, et ne se décider que d'après la réunion de ces considérations (1).

De la Respiration.

On doit regarder la respiration comme un moyen puissant de connoître les maladies. Cette fonction considérée comme signe, est de la plus grande importance en ce qu'elle nous conduit à la connoissance du caractère interne des maladies aiguës ou de long cours. La respiration étoit aux yeux d'Hippocrate un des signes les plus importans des maladies, et ce qui décide le plus pour la vie ou pour la mort. Aussi nous voyons dans les Epidémies plusieurs exemples de l'exactitude avec laquelle il l'observoit.

La respiration facile, le sommeil naturel, l'absence de la douleur dans les organes nobles, sont un signe assuré de coction. C'est ainsi que l'illustre Duret l'avance dans ses Coaques, d'après l'autorité du Père de la médecine : *In*

____

(1) *In morbis non attenditur signum unum, sed omnia expenduntur, et considerat medicus cumulum accidentium, ut inde discernat ex quo magis timendum; neque enim quia unum bonum sit propterea convalescet ægrotans.*

*libertate illa spirandi, unà cum doloris acer-
bissimi nobilium partium vacatione , et somni
benignitate qui unquam interierit, Hippocrates
vidit neminem.*

Une respiration libre, naturelle et régulière,
est un des signes les plus certains de guérison.
En effet une respiration naturelle est une
preuve que la poitrine, le cœur, les poumons,
le diaphragme, la plèvre, en un mot toutes
les parties qui contribuent à cette action, sont
en bon état. Car il est impossible que quelques-uns des organes qui servent à la respiration soient offensés, et que la respiration
soit, en même temps, libre et naturelle. Dès
qu'elle devient vicieuse, elle est d'un mauvais
augure.

On distingue plusieurs sortes de respirations
vicieuses, ou qui s'éloignent de l'état naturel.
La respiration grande est celle qui se manifeste par une dilatation plus considérable du
thorax. Elle n'est point ordinairement mauvaise, elle marque beaucoup d'aisance et de
facilité dans les mouvemens des organes; elle
indique quelquefois de la chaleur dans la
poitrine avec fièvre et agitation dans le sang,
pour lors elle est ordinairement plus précipitée.

La respiration grande et rare est un signe de

délire présent ou prochain, et par conséquent de mauvais augure. On peut se convaincre de cette vérité en lisant l'histoire de Philiscus, qui eut, depuis le commencement jusqu'à la fin, une respiration grande et rare; en consultant également celles de la femme de Droméadès, de la femme de Dealcès, de l'adolescent de Melibée.

Spiritus qui magnus inspiratur, et ex magno intervallo, delirium.

La respiration petite est beaucoup plus fâcheuse que la respiration grande; elle dénote évidemment un grand embarras de la poitrine, des obstacles dans les organes du mouvement, ou bien une douleur vive dans quelques-unes des parties voisines. C'est ainsi qu'un pleurétique tourmenté par un violent point de côté, retient autant qu'il lui est possible sa respiration, et tâche de rendre ses inspirations petites, parce qu'il s'est aperçu qu'elles augmentoient la vivacité de sa douleur. Souvent alors la fréquence des inspirations supplée le défaut de grandeur; et l'on voit la respiration s'accélérer à mesure qu'elle devient plus petite.

Dans cet état elle indique suivant Hippocrate, l'inflammation et la douleur des parties principales, et ce présage est d'autant plus assuré, et en même temps fâcheux, que la respiration petite succède à une grande respiration.

J'ai observé de ces respirations dans les pleurésies, elles étoient toujours très-fâcheuses.

Spiritus frequens dolorem aut inflammationem in locis septo transverso superioribus indicat.

Si la fréquence n'augmente pas en même temps que la petitesse, ou ce qui est encore pire, si la respiration est en même temps rare et petite, c'est un signe mortel qui indique selon Prosper Alpin, que la force vitale est presque anéantie, et selon Boerhaave que les parties nobles sont déjà gangrenées. Cependant cette règle à ses exceptions. Il n'est pas rare alors de trouver l'haleine de ces malades froide ; ce qui ajoute encore au danger de cette respiration. *At frigidus ex naribus et ore expiratus exitialis admodum jam est.* Dans ce cas on ne remarque même pas que le malade tire son haleine ; aussi tous les grands médecins s'accordent à dire que de toutes les mauvaises respirations celle là est la pire.

Le danger attaché à la respiration difficile, varie suivant les degrés.

Lorsque la difficulté de respirer est légère, et dans les maladies où elle doit toujours se rencontrer, telles que la pleurésie, l'hépatitis, etc., elle ne change rien au danger que courent ces maladies. Mais si elle est jointe au délire, elle annonce la mort. Lorsque la difficulté de respirer est au point que tous les muscles de la poitrine, des épaules, et quel-ques-uns des bras sont obligés de concourir à la dilatation, et mettent toutes ces parties dans un mouvement continuel, et qu'en même temps les ailes du nez sont allongées, et dans un resserrement et une dilatation alternatifs, le malade est très-mal, rarement il revient de cet état; le danger est encore plus grand, lorsqu'il est obligé de se tenir sur son séant pour pouvoir respirer, et que dans toute autre position, il est prêt à suffoquer.

La respiration inégale est encore un très-mauvais signe, elle a lieu lorsque les mouvemens d'inspiration et d'expiration ne se répondent pas en force, en grandeur et en vitesse, lorsque l'un est foible et l'autre fort, l'autre petit, et l'autre grand; il en est de même de la respiration interrompue qui n'en est qu'une variété.

On distingue plusieurs espèces de respiration sonore.

La respiration sifflante; elle tient à un vice de conformation, à un anévrisme, à un état de constriction spasmodique des muscles du

larynx et de l'œsophage ; on l'observe quelquefois dans l'asthme convulsif, dans la phthisie,
dans le croup , etc.

La respiration stertoreuse ou le râlement;
dans celle-ci, le bruit qui se fait entendre au
gosier, imite le bouillonnement de l'eau, ou le
son que rend le gosier des personnes qui se
noient; c'est un symptôme de très-mauvais augure dans toutes les maladies. Presque tous les
malades dans lesquels Hippocrate l'a observé,
sont morts. Dans ce cas les forces vitales sont
presque anéanties, et l'action nerveuse éteinte,
parce que la nature n'a plus assez de force
pour expulser les mucosités qui engorgent
les bronches et la trachée artère.

On seroit regardé justement comme un
novice en médecine, si l'on prenoit pour le
râlement ce gazouillement passager que produisent quelquefois, dans les inflammations
de poitrine, les crachats qui ont quelque
peine à sortir.

Une autre espèce de respiration sonore, est
la respiration luctueuse , suspirieuse, *spiritus
offendens ;* on l'appelle encore respiration en-
trecoupée , parce que l'inspiration se fait en
deux temps, c'est-à-dire qu'il y a deux espèces
d'inspiration , l'une sur l'autre, telle à peu près
qu'on l'observe chez les enfans qui pleurent

Dans ce genre de respiration, chaque inspiration est un soupir. Cet état indique un grand embarras des poumons, et une cause considérable de malaise et d'inquiétude, ou le plus souvent elle est une suite d'une extrême sensibilité, de l'attention continue qu'on fait à son état, et qui augmente le danger.

Hippocrate regarde en général la respiration luctueuse comme un très-mauvais signe dans les maladies aiguës. *In febribus spiritus offendens, malum; convulsionem enim significat.* On ne doit pas cependant s'effrayer de ce symptôme, lorsqu'on le rencontre chez les femmes vaporeuses, et les personnes délicates qui s'affectent aisément.

La respiration très-rare, et dont les intervalles deviennent à chaque instant plus prolongés, est un avant-coureur immédiat de la mort.

Il arrive quelquefois, surtout dans les affections soporeuses, que cette espèce de respiration annonce seule et sans aucun râlement, le terme de la vie du malade.

De la voix.

On sait que la voix est un son formé par l'air qu'on rend par l'expiration, et modifié dans son passage par la trachée artère, le larynx, la luette, la langue, etc.

La voix peut devenir plus foible, plus forte, claire et aiguë, rauque ou enrouée, glapissante; si ces accidens paroissent dans une attaque de passion hystérique, ou toute autre affection nerveuse, ils dépendent d'un resserrement spasmodique des conduits aériens, qui peut céder aux remèdes; mais tous ces vices sont dangereux s'ils surviennent dans le cours d'une vive inflammation, d'une fièvre ataxique, ou adynamique, d'une dyssenterie, d'une frénésie.

La voix éprouve des altérations particulières dans certaines affections de la gorge; ainsi dans le croup, les enfans ont un son de voix qui imite le gloussement de la poule; dans l'angine laryngée, les malades ont une voix canine.

Une voix aiguë et lugubre, jointe à un obscurcissement dans les yeux, est l'avant-coureur des convulsions. *Vox acuta planctum referens et oculorum obscuratio, convulsiorum est.*

Une voix tremblante et jointe à la diarrhée dans ceux qui sont malades depuis long-temps, est un signe mortel.

Houllier avouoit n'avoir vu échapper aucun des malades à qui il avoit observé cette voix sèche, aiguë et chevrotante, qu'il appele *vox clangosa*

L'aphonie est en général un symptôme grave; cependant si elle précède une crise, et est suivie de quelque excrétion, elle n'est pas bien alarmante : on ne la regarde pas non plus comme mortelle dans les suffocations.

Ce symptôme se présente quelquefois au commencement des maladies. Il est alors d'un très-mauvais augure, excepté qu'il ne désigne une fluxion à la gorge ou quelque matière qui gêne l'estomac, car cette matière étant rejetée par le vomissement, l'aphonie cesse. Elle n'est pas dangereuse lorsqu'elle est déterminée par la présence des vers, ou une plaie du nerf recurrent. Mais on regardera comme un signe fâcheux, si elle coïncide avec d'autres signes dangereux, sueur froide, couleur livide des extrémités, chaleur brûlante à l'intérieur, douleur aiguë des hypocondres, de même que si elle survient après un grand délire, après de fortes convulsions, après des douleurs vives.

Si la voix se supprime dans l'hydropisie de poitrine, ou en rendant un vomique, c'est un symptôme dangereux, parce qu'il doit sa naissance à la réplétion ou à l'oppression du poumon. On doit également craindre comme très-pernicieuse la suppression de la voix qui reconnoît pour cause la foiblesse du malade, ou quelque lésion des fonctions vitales ou animales. Ainsi, l'aphonie qui survient à la fin d'une phthisie pulmonaire, ou qui est déterminée par une apoplexie, par une paralysie, est très-grave, ainsi que celle qui vient après le délire. *Si quis voce captus è potestate mentis exeat, morti est proximus.* Coac. Duret en donne cette raison : *quià quò plures facultates vitium admittunt, eò est pejus ægroto. Offensionem cerebri delirium arguit, vocis interceptio, nervorum principii.* Pag. 146. Coac.

Vomissement.

On doit regarder comme d'un bon augure, si le malade, au commencement ou dans le cours d'une maladie, vomit avec soulagement des matières qui paroissent mélées de bile et de glaires ; de tels vomissemens contribuent à diminuer la violence de la maladie.

Vomitus commodissimus est ex pituita ac bile quam maximè permixtus, et non crassus valdè neque multus. Prænot.

Mais un vomissement qui tourmente sans procurer aucun soulagement, est inutile et symptomatique, il annonce la violence, et souvent le danger de la maladie. On reconnoît cette sorte de vomissement à ce qu'il n'est pas accompagné de signes de coction, que l'urine est pâle, tenue, la bouche sèche, la langue rouge, avec angoisses et sentiment douloureux à l'épigastre.

Le vomissement considérable et souvent réitéré, constitue toujours une affection grave qu'il est d'autant plus instant de réprimer, qu'elle enlève tout à la fois au malade et ses forces, et ses moyens réparateurs.

Le vomissement est critique dans certaines circonstances. Le docteur Pye parle d'un vomissement evtraordinaire dans la goutte, qui devint vraiment critique, et dissipa la maladie.

On voit tous les jours des coliques, des maux d'estomac qui cessent par le vomissement; et l'observation nous a fait connoître que cette évacuation avoit souvent emporté des diarrhées opiniâtres et rebelles.

On distingue si un vomissement est critique dans les maladies lorsqu'avec les signes de coction qui ont précédé, il y a douleur et pesanteur de tête, froid aux extrêmités, vertiges, dégoût, tremblement de la lèvre inférieure, nausées, amertume de la bouche, cardialgie, crachotement, pouls serré.

Le vomissement qui dépend du dérangement du cartilage xiphoïde, peut se guérir facilement et n'a pas de suites fâcheuses. Il est au contraire d'un mauvais augure dans la passion iliaque; car la femme qui demeuroit chez Tisamène et qui étoit attaquée de cette maladie, eut des vomissemens continuels, à la suite desquels elle mourut. Il est également fâcheux dans la néphrétique, surtout s'il est trop soutenu, et ne détruit pas la cause du mal.

J'ai vu dans le temps avec feu M. Pétiot, une jeune femme attaquée d'une colique néphrétique qui se termina par une suppuration des reins : le symptôme qui la fatiguoit le plus étoit un vomissement laborieux et opiniâtre, qui ne la quitta pas jusqu'à ses derniers momens.

On doit craindre le vomissement qui reconnoît pour cause l'inflammation de l'estomac ou des parties voisines, l'excoriation, un ulcère de cet organe, les poisons.

Les vomissemens chroniques dépendent souvent d'une cause difficile à détruire, et sont ordinairement funestes.

J'assistai à l'ouverture du cadavre d'une femme qui s'étoit plainte long-temps avant sa mort, d'un vomissement que rien n'avoit pu arrêter. Nous lui découvrîmes une tumeur au mésentère, qui sans doute par sa pression toujours croissante sur le tube intestinal, avoit dû amener la perte de la malade.

Nous avons dit que tout vomissement symptomatique étoit inutile et dangereux ; mais lorsque la matière du vomissement n'est que de la bile pure, cette circonstance vient encore ajouter au danger du pronostic. *Meraciores pejores sunt*, avoit dit le Père de la médecine.

On sait que dans l'état naturel la sérosité est le véhicule de tous les principes qui constituent les liqueurs animales ; elle les tient dans un état de dissolution convenable, elle adoucit et tempère leurs qualités, elle forme une partie considérable du sang, de la bile, de là lymphe qui en contiennent de justes proportions ; elle est nécessaire enfin à ces humeurs pour y modérer l'action de leurs principes constituans.

Lorsque cette condition cesse, et qu'il s'opère une disgrégation des parties constitutives des fluides, c'est toujours une preuve de désordre dans les fonctions, et l'on doit en conclure que les humeurs n'obéissent plus aux lois ordinaires de l'organisation et de la vie (1).

____

(1) Hippocrate n'ignoroit point les effets de cette disgrégation, lorsqu'il dit en parlant des humeurs dans l'homme : *sanus equidem maximè est, ubi temperamentum hæc inter se habuerint moderatum, tùm facultate, tùm copiâ, et ubi maximè fuerit permixta ; ægrotat autem cùm horum quid*

L'expérience nous apprend que le vomissement est pernicieux, lorsqu'il survient à
la suite d'une blessure à la téte, surtout s'il
est abondant et bilieux. *Bilis vulneri succe-
dens, malum denunciat, præcipuèque in capitis
vulneribus.*

Le vomissement de sang est souvent mortel.

On doit regarder la vie du malade en grand
danger s'il survient un vomissement de matières noires, livides, de mauvaise odeur,
accompagné de hoquet, de syncope, de mouvemens convulsifs.

Le Roy observe de ne point confondre ce
vomissement atrabilaire, qui est brun, noirâtre, plus ou moins foncé, semblable à peu
près pour la couleur à de la suie détrempée,
vomissement qui est ordinairement mortel
dans les maladies, avec celui qui a lieu dans
un accès de colique atrabilaire ; car il y a
des personnes tellement disposées, soit par
un vice de leur constitution, soit par un effet
de longues erreurs dans le régime, qu'il s'en-
gendre continuellement dans leurs entrailles
une matière de cette espèce qui, accumulée
à un certain degré, détermine un paroxysme

---

minùs aut ampliùs fuerit, aut separatum in corpore, aut non
fuerit reliquis omnibus contemperatum. De naturà hominis.

de colique. Les paroxysmes de cette espèce
de colique, sont caractérisés par le vomissement d'une matière brûne, noirâtre, pour
l'ordinaire excessivement aigre, paroissant
avoir aussi quelquefois un goût affreux de
rance. Ces accès de colique durent plus ou
moins de temps, sans avoir cependant des
suites funestes.

Des déjections.

Les déjections fournissent dans le cours des
maladies aiguës, des signes qu'il est important
de bien connoître, et qui contribuent à la
justesse du pronostic.

Les présages qu'on peut en tirer dépendent
des signes de coction qui les ont précédées,
du temps de la maladie où elles paroissent,
de leur couleur, de leur quantité, de leur
durée, du soulagement qu'elles procurent,
enfin des bons ou des mauvais signes qui
les accompagnent.

On conçoit aisément que celles qui paroissent après une crise, après des signes
de coction dans l'état de la maladie, qui
sont en quantité suffisante, qui évacuent
la matière morbifique, qui soulagent le malade, et qui sont accompagnées de bons
signes, sont d'un heureux augure. On voit

bien aussi que celles qui sortent avec des circonstances opposées à celles que nous venons d'exposer, sont mauvaises. C'est pourquoi on regardera comme un signe défavorable, tout cours de ventre qui arrivant au commencement ou dans le cours d'une maladie aiguë, aggrave les symptômes, en augmente le nombre, loin de soulager et de diminuer le mal.

Le cours de ventre séreux, symptomatique, est familier aux maladies graves, il annonce le danger. Ce cours de ventre est d'autant plus dangereux; il épuise d'autant plus les forces du malade, que les selles sont plus fréquentes et plus copieuses.

La femme qui demeuroit chez Pantimèdes, ayant été dans ce cas, mourut le septième jour: Hippocrate, en parlant de cette femme, dit: *alvus semper lubrica, ex secessibus multis, tenuibus, crudis.* Cette matière, observe Aubry, est la moins susceptible de coction.

L'adolescent qui demeuroit sur la place des Menteurs, mourut aussi le septième jour, après de semblables déjections.

Cette diarrhée est très-dangereuse chez les femmes nouvellement accouchées, surtout si elle survient dans les premiers jours de la couche.

Cet état est très-embarrassant dans la pratique, et il n'arrive que trop souvent que les médecins échouent dans le traitement. Outre qu'un flux aussi copieux et aussi réitéré, épuise la malade et abat ses forces, il supprime d'ailleurs un autre écoulement qui étoit pour l'accouchée, critique et salutaire. J'ai eu occasion de voir plusieurs fois ces sortes de cas traités par de grands praticiens; les malades ont toujours succombé. Un flux de ventre séreux et symptomatique se joignoit à la suppression des lochies; les remèdes paroissoient bien suspendre par intervalles les évacuations alvines, mais elles revenoient plus abondantes qu'auparavant, et précipitoient enfin les malades dans un état de prostration totale des forces, d'où elles ne se relevoient plus.

Toute déjection abondante est nuisible, elle abat les forces, occasionne des défaillances, et souvent la mort. *Si affatim et sæpè dejicit, periculum est ne in animi deliquium incidat.*

Les déjections bilieuses et grasses sont mortelles, elles annoncent la fonte des humeurs. Parion de Thase, qui mourut le 120.ᵉ jour, en avoit rendu de cette sorte.

Mais les déjections les plus fâcheuses sont les noires, les fétides, les grasses et les érugineuses, soit qu'elles paroissent toutes à la fois ou séparément

On regarde comme un mauvais signe ce cours de ventre séreux, sanguinolent, semblable à de la lavure de chair, *loturæ carnium*, et qui est sans tranchées.

On observe quelquefois des déjections d'un sang noir, liquide ou caillé, soit à la suite d'une hémathémèse, ou d'un épistaxis dans lesquels on aura avalé beaucoup de sang. On voit encore survenir de pareilles déjections, sans qu'elles aient été précédées d'une hémorragie du nez ou d'un vomissement de sang, et qui paroissent évidemment dues à l'ouverture de quelques vaisseaux mésentériques, ainsi qu'on en a des exemples dans le mélæna Cet état n'est pas à beaucoup près d'un pronostic aussi fâcheux que celui des déjections atrabilaires dont nous venons de parler; bien traité, on le voit céder ordinairement et n'avoir pas de mauvaise issue. J'en ai cité un exemple, dans les 1.ʳˢ volumes des Annales de la Société de Médecine-pratique de Montpellier. La malade rendit quantité considérable d'un sang fétide et noir comme de l'encre. Les tisanes froides acidulées avec l'eau de Rabel principalement, furent employées avec succès, et cette personne, malgré tous les fâcheux symptômes qu'elle avoit présentés , malgré l'extrême foiblesse de son pouls et de tout le corps, malgré l'excessive altération de la physionomie , se tira d'un état qui étoit presque désespéré.

On regarde comme d'un bon augure que les déjections précédemment liquides, prennent peu à peu de la consistance, à mesure que la maladie s'avance, c'est une preuve que la coction se fait. *Crassionem fieri oportet dejectionem , morbo ad crisim properante.* Mais si des déjection, de même que des urines épaisses dans le principe, viennent à présenter des signes de tenuité, c'est une mauvaise marque qui indique la foiblesse de la nature et fait craindre la longueur de la maladie.

Les selles couleur d'argile sont prises ordinairement pour un signe de vers; si toutefois il existe quelque signe qui constate sûrement la présence de ces animalcules dans le corps.

Des crachats.

Quoiqu'on appelle ordinairement crachat, tout ce qui sort de la bouche sans vomissement, nous n'entendons ici par ce mot que les matières rejetées par la toux, parce que cette sorte d'excrétion appartient davantage au pronostic.

Les crachats indiquent l'état des maladies du poumon, de la poitrine, de la trachée artère, de la gorge, et enfin des parties qui servent à la respiration. Ils présentent beaucoup de variétés entr'eux par la figure, la couleur, la saveur, l'odeur, la consistance, la quantité, le plus ou moins de facilité qu'ils ont à sortir, le soulagement qu'ils procurent, etc.

Les crachats amers caractérisent le commencement des affections de poitrine dépendantes de celles du foie.

Les crachats salés accompagnent assez ordinairement les affections catarrhales ; lorsqu'ils ne sont fournis que par les mucosités qui découlent du nez et de l'arrière bouche, ils sont insignifians, mais lorsqu'ils sont tirés de la poitrine par les efforts de la toux, qu'ils persistent, qu'ils se lient surtout à des éruptions psoriques et dartreuses répercutées, on doit craindre qu'il se forme de petites ulcérations qui, par suite, donnent lieu à la phthisie.

L'excrétion des crachats douceâtres, accompagnée d'un amaigrissement rapide, forme un des symptômes de la consomption pulmonaire.

Les crachats purulens succédant à l'hémop-
thisie font présager avec raison la pulmonie.

Rien n'est plus important pour le Praticien
et rien n'est plus difficile peut-être que de
déterminer la nature des crachats d'après leurs
caractères extérieurs, et de distinguer par là
ceux qui sont purulens, d'avec ceux qui ne
sont que muqueux.

On sait que leur consistance et leur couleur
sont souvent trompeuses; leur fétidité, surtout
quand on les jette sur des charbons ardens, que
Bennet a voulu donner comme une preuve certaine de la présence du pus, n'est rien moins
qu'un signe infaillible; la propriété de tomber
en tout ou en partie au fond de l'eau dis-
tillée, ne les caractérise peut-être pas avec
plus de sûreté. Le médecin pourroît donc
être aisément induit en erreur, si dans ces
circonstances, il n'avoit égard aux symptômes
qui ont précédé l'état actuel du malade et à
ceux qui le caractérisent, et s'il ne se dirigeoit
bien moins encore d'après l'inspection des
crachats, que d'après la présence des signes
tirés de l'altération des fonctions et des propriétés vitales.

C'est surtout dans les affections aiguës de poitrine que l'examen des crachats peut offrir au
praticien des notions utiles pour le pronostic.

Les péripneumonies sèches doivent être regardées comme très-dangereuses, On entend par là ces fluxions de poitrine où l'expectoration manque absolument, ou bien celles dans lesquelles les crachats que le malade rend, ne sont composés que de la seule mucosité qui lubrifie les bronches; mucosité que la toux enlève et qui ne renfermant pas la moindre parcelle de l'humeur morbifique, ne sauroit être par son excrétion d'aucun soulagement pour le malade.

La matière des crachats dans la pleurésie et la péripneumonie, dit Galien à ce sujet, est exactement la même que celle des sédimens de l'urine dans les autres maladies aiguës ; en sorte qu'on peut comparer l'état d'un pleurétique ou d'un péripneumonique qui ne crachent rien du tout, ou qui ne font que tousser, à celui d'un fébricitant ou de tel autre malade attaqué d'une maladie aiguë , qui ne rendroit que cette espèce d'urine crue, que les médecins appellent aqueuse.

Les crachats purement sanglants annoncent toujours, suivant Hippocrate, Arétée, Boerhaave, etc. , une péripneumonie grave et fâcheuse. Cette règle semble souffrir cependant quelques exceptions et on a vu des cas où ces sortes de crachats, loin d'être un mauvais signe, avoient servi à terminer plutôt la maladie.

Paul, connu par sa traduction françoise de quelques traités de Van-Swieten, rapporte qu'ayant vu un péripneumonique à qui il donnoit ses soins, rendre dès les premiers jours, une grande quantité de crachats d'un rouge vermeil, il fut très inquiet sur le compte de ce malade, qui, néanmoins, se tira d'affaire en sept ou huit jours; le même parle du D.r Cusson qui lui avoit cité un fait de la même espèce et dont le malade guérit dès le quatre. J'ai été témoin d'un cas semblable chez un homme vigoureux et à la fleur de l'âge; les crachats sanglans, qui sortoient en abondance, me parurent dégager le point de côté et concourir à amener la solution heureuse de la maladie.

Il faudroit être au reste bien étranger à la pratique de la médecine, pour s'alarmer des crachats teints de sang que peut rendre un malade au commencement d'une pleurésie, ou d'une péripneumonie.

Il est au contraire avantageux, dit Le-Roy, que dès les premiers jours les crachats sortent sans beaucoup de peine et d'effort, qu'ils soient formés d'un mélange d'une humeur un peu plus épaisse, plus visqueuse que la salive, et d'un peu de sang qui y soit bien mêlé et comme fondu : que du quatrième, au sixième ou huitième jour, le sang disparoisse peu à peu des crachats; que ceux - ci s'épaississent par degrés, jusqu'à ce qu'ils deviennent parfaitement cuits, c'est-à-dire que chaque fois que le malade tousse, et par un seul effort d'une toux grasse, il se détache un gros crachat, d'une consistance épaisse, uniforme, et d'un blanc sale tirant plus ou moins sur le jaune ou sur le roux.

Le soulagement qu'elle procure est l'indice le plus certain d'une expectoration salutaire.

Des crachats visqueux, épais dans des fluxions de poitrine, et qui ne sortent pas aisément, ne sont jamais indifférens; ils peuvent obstruer les voies de la respiration et amener la suffocation.

Lorsque ce n'est que par des efforts réitérés d'une toux presque sèche que le malade parvient à arracher, pour ainsi dire, un crachat petit qui ne soulage pas; ce signe est défavorable, il annonce, au moins, que la maladie est encore loin d'être en voie de guérison.

Mais si le malade paroissant avoir sa poitrine pleine de crachats, ses fréquens efforts pour la dégager sont inutiles, si après avoir toussé, craché, sa respiration fait encore entendre le gargouillement des crachats qui sont arrêtés dans les bronches ; ce symptôme est d'un augure très-fâcheux ; s'il persévère on doit craindre que le râle s'établisse, et que le malade succombe promptement.

Le péril est imminent, lorsque les malades crachant avec peine, rendent dans la période de la coction, des crachats qui n'ont aucune consistance, qui s'effacent sur le linge, et ne laissent que de larges traces offrant une couleur d'un jaune brunâtre.

Les crachats d'un verd porracé, livides, de même que ceux qui sout noirs et fétides, sont les plus mauvais, et sont les indices d'une mort presqu'assurée ; ils annoncent que l'inflammation a pris la tournure la plus funeste, et que la gangrène s'est déjà emparée des poumons.

Des Urines.

Les qualités de l'urine fraîche sont d'être diaphane, d'une couleur citrine, d'une saveur salée et d'une odeur particulière. Ces qualités ne sont rien moins que constantes ; elles varient suivant l'âge, le sexe, le tempérament particulier du sujet, la saison de l'année, l'époque de la journée où l'urine a été rendue ; indépendamment des changemens que peuvent introduire dans cette humeur les alimens et les boissons qu'on prend, les remèdes dont on fait usage. On sait sûrement que les urines deviennent limpides, tenues et très-peu colorées quand on a bu beaucoup d'eau ; rouges à la suite des bouillons d'oseille, de fraisier et de garance ; noirâtres après l'usage de la casse, de la rhubarbe et des martiaux (1) ; que la térébenthine leur donne une odeur agréable et les asperges les rendent extrêmement fétides.

Il n'est pas jusqu'à la moindre passion d'âme, et à l'émotion la plus légère qui ne puissent changer considérablement l'état de l'urine ; elle peut varier encore suivant qu'elle sera vieille ou récente, qu'elle aura resté long-temps en repos ou qu'on l'aura agitée, etc.

D'après cela on voit ce qu'il faut penser de ces gens qui, sur des urines apportées de loin, ballotées en divers sens, très-vieilles, et par là souvent décomposées, se permet-

______

(1) J'ai quelquefois observé dans la pratique, dit Aubry dans ses Oracles de Cos, des urines noires qui n'avoient été suivies d'aucun accident fâcheux, quoique j'en eusse d'abord été très-effrayé ; et en me rappelant ce que j'avais prescrit à ceux qui avoient rendu de semblables urines, je trouvois que c'étoit quelquefois de la casse dans la décoction de plantes vertes ; d'autres fois de la rhubarbe avec des préparations martiales.

tent de prononcer sur l'âge, le tempérament, l'état de santé ou [de maladie, et jusques même sur l'espèce de maladie de ceux qui les ont rendues; abus étrange contre lequel Daniel Leclerc s'éleva de son temps avec raison. Stahl a écrit un traité exprès pour détourner les médecins de se laisser consulter par l'inspection des urines. Boerhaave disoit qu'il falloit être dans le délire pour juger sur les urines, et qu'il avoit vu lui-même les prophètes urinaires les plus distingués commettre les plus grandes fautes. Hoffmann étoit également bien éloigné de croire qu'un médecin pût porter, en voyant les urines d'un homme, un jugement solide sur sa constitution, son tempérament, les progrès et la terminaison d'une maladie.

Tissot remarque judicieusement à ce sujet que les médecins font attention aux urines des malades, parce que les changemens qu'éprouve cette humeur, peuvent aider à connoître les altérations qui sont arrivées et qui existent actuellement dans les fluides : mais que c'est une ignorance grossière et une fourberie insigne, que de vouloir persuader que l'inspection des urines instruise des symptômes, des causes des maladies et du traitement qui leur convient; on peut certifier, ajoute-t-il,

que quiconque ordonne un médiéament d'a-
près cette inspection est un fripon, et que
le malade qui le met en usage est un insensé.

Nous pensons donc que, si l'urine doit
être consultée, on ne doit jamais le faire
qu'auprès du lit du malade, et en ayant égard
à l'époque à laquelle elle a été rendue, aux
symptômes qui ont précédé, accompagné et
suivi son excrétion.

On préfère l'urine du matin, comme ayant
eu le temps de subir les différentes élabo-
rations; on doit avoir l'attention qu'elle ne
soit ni trop récente, ni trop vieille, et qu'elle
soit contenue dans un vaisseau propre et
très-transparent.

On regarde comme un bon signe dans une
fièvre aiguë, que l'urine, transparente lorsque
le malade vient de la rendre, se trouble ensuite et dépose un sédiment uni, blanc et
épais; elle annonce la solution prochaine et
heureuse de la maladie.

Cette sorte d'urine est appelée cuite, pour
la distinguer de l'urine dite crue qui est sans
nuage, énéorème ou sédiment; celle-ci annonce au contraire que la maladie n'est pas
prête à se terminer.

Des urines qui varient dénotent le danger
dans les maladies aiguës; on entend par urines

variables celles qui tantôt sont d'une couleur et tantôt d'une autre, ou bien celles qui sont quelquefois claires et d'autres fois épaisses, ou bien encore celles qui sont alternativement, avec sédiment ou sans sédiment. Lorsque ces sortes d'urines ne sont pas, d'ailleurs, d'une bien mauvaise qualité, et qu'il y a quelques autres bons signes, elles indiquent seulement de la longueur. *In febre interdum varia reddi urinas, longi est morbi.*

L'urine rougeâtre avec un sédiment égal et poli, annonce une maladie plus longue, mais elle n'en est pas moins salutaire.

Les nuages blancs sont aussi d'un bon augure.

La strangurie survenant dans les maladies aiguës, est quelquefois un des signes assurés et constans de guérison. Plusieurs malades dans lesquels Hippocrate l'avoit observé, échappèrent à un danger pressant.

L'ischurie est d'un plus fâcheux présage. Le liquide urineux résorbé par des vaisseaux lymphatiques et porté sur des viscères plus ou moins éloignés des voies urinaires, peut causer des accidens promptement funestes, comme les fastes de l'art nous en offrent des exemples; cependant l'expérience prouve que ce symptôme n'est pas toujours aussi fâcheux

qu'on seroit porté à le croire ; bien plus qu'il
a été quelquefois, quoique rarement, critique
et salutaire.

Le Roy fait mention d'un homme qui ayant
éprouvé pendant 5 jours tous les symptômes
d'une inflammation de poitrine (fièvre aiguë,
douleur de côté, crachats sanglans, difficulté
de respirer), tomba dans une ischurie qui
dura quatre jours, pendant lesquels on fut
obligé de le sonder à plusieurs reprises ; après
quoi le cours des urines se rétablit, sans qu'il
reparût le moindre symptôme de la maladie
qui avoit été terminée par cette singulière
crise.

Les urines sont elles-mêmes la matière de
l'excrétion critique, et en conséquence un
signe très-avantageux dans les maladies aiguës,
lorsqu'après des signes de coction elles viennent en plus grande quantité quoique tenues,
plus encore si elles sont épaisses et renferment
beaucoup de sédiment.

Les dépôts aux oreilles qui succèdent aux
maladies graves, sont mortels par leur rétrocession, à moins que la nature ne suscite
dans le même temps des urines abondantes
et chargées, ou toute autre évacuation.

Il est constant par plusieurs observations,
que des vomiques, des empyèmes, des abcès

au foie se sont entièrement vidés par des urines bourbeuses et purulentes. On n'ignore point de quelle utilité est un flux abondant d'urines dans les hydropisies ; elles forment la principale et la plus salutaire des crises dans les affections hépatiques. Les maladies des reins et des voies urinaires ont aussi leur crise prompte, facile et naturelle par les urines.

La variété de couleur des urines peut fournir des inductions utiles dans certaines maladies.

On les trouve blanchâtres chez les enfans à l'époque de la dentition, chez les sujets qui ont un catarrhe vésical, un ulcère aux reins, une métastase purulente sur les organes urinaires.

Elles ont paru verdâtres dans les enfans atteints et mourant de convulsions; on les trouve blanches et limpides chez les frénétiques (nous en avons donné la raison en parlant du délire); troubles, rougeâtres et briquetées dans l'hydrothorax, l'ascite et les fièvres intermittentes; rouges ardentes dans les fièvres angioténiques et autres maladies aiguës.

Le pronostic de ces dernières sera d'autant plus fâcheux, qu'elles seront plus rouges et en plus petite quantité ; si elles persistent

long-temps dans cet état, il est à crainde que
le malade succombe avant qu'elles aient pris
un meilleur caractère.

Mais de toutes les urines, il n'en est point de
plus mauvaises et d'un plus sinistre présage
que les urines noires, fétides, paroissant sans
signes critiques et avec de symptômes graves.

J'ajoute ces dernières circonstances, parce
qu'on a vu des cas, quoique rares, où des
urines noires ont été critiques, ainsi qu'eut
occasion de l'observer Houllier, dans des pléu-
résies qui régnèrent à Paris en 1543 et dont
la crise s'opéra entièrement par des urines
noires et épaisses.

Ainsi il en est des signes tirés des urines
comme de tous les autres; seuls, ils sont fau-
tifs; réunis et combinés ensemble, ils se fortifient mutuellement, et concourent à établir
des jugemens assez probables.

Des sueurs.

Les médecins savent combien on peut tirer
de connoissances utiles pour la pratique, de
l'examen de la sueur; les signes qu'elle leur
fournit, assez exactement vérifiés, peuvent leur
aider à reconnoître quelques maladies, à en
distinguer les différens états, et répandent
principalement des lumières sur le pronostic,

partie si brillante et si avantageuse de leur ministère.

Les parties du corps par où se fait l'excrétion, peuvent être plus ou moins étendues; de là naît la division importante des sueurs en générales et en particulières. Le temps de la maladie les fait distinguer en critiques et en symptomatiques; l'état du malade favorise la même distinction et établit celle des sueurs bonnes, mauvaises et mortelles.

Nous ne reviendrons point sur les signes des sueurs critiques dont il a été parlé ailleurs; nous dirons seulement qu'on regarde en général comme avantageuses les sueurs qui paroissent après des signes de coction, qui emportent entièrement la fièvre et celles qui étant générales sont chaudes, forment de petites gouttes, et calment la violence des accidens.

Sudores boni sunt qui guttatim et cum exhalatione fiunt.

Périclès d'Abdère eut le 4.e jour de sa maladie, une sueur chaude, copieuse et universelle qui le jugea parfaitement.

On voit cependant des cas, je l'avoue, où la sueur quoique chaude, quoique abondante et universelle, n'en annonce pas moins une mort prochaine; mais alors cette sueur, observe Le Roy, s'accompagne d'autres mauvais signes, tels qu'une excessive foiblesse, la face hippocratique, de l'anxiété, etc. En touchant les membres des malades, la sueur paroît quelquefois visqueuse.

Les sueurs chaudes, mais partielles, sont inutiles et ne jugent pas; elles indiquent une inflammation plus ou moins profonde et l'état de souffrance des organes recouverts par les tégumens où elles se manifestent.

Ainsi on les remarque autour de la poitrine chez les phthisiques, autour de la tête et du col dans les frénésies et les apoplexies graves.

Les sueurs survenant dans la première ou seconde période des maladies aiguës, sont symptomatiques et fâcheuses ; loin de diminuer la violence des accidens, elles les augmentent par la grande foiblesse qui se joint de plus à la gravité de la maladie. .

Erasinus qui mourut le 5.e jour au coucher du soleil, avoit été accablé de sueurs, depuis le commencement de la fièvre jusqu'à la fin.

Les sueurs abondantes et assidues sont dangereuses en ce qu'elles épuisent les forces ; ce signe joint à d'autres, annonce ordinairement la fièvre hectique, ou un état de suppuration dans quelques viscères.

Les médecins observateurs font mention

d'accès insidieux dont un des caractères essentiels consiste en des sueurs épaisses, visqueuses, s'écoulant par les pores en si grande quantité qu'on diroit que le malade se fond, pour ainsi dire, et se résout en liquide ; cet état est moins inquiétant que s'il survenoit dans les fièvres continues, parce que l'homme de l'art trouve dans le quinquina, un moyen sûr de le réprimer, en s'opposant à un nouvel accès.

Les sueurs qui ont commencé à paroître à l'avantage des malades et qui cessent tout à coup, sont très-mauvaises ; c'est une crise avortée qui peut avoir les suites les plus fâcheuses. On s'expose à cet inconvénient dans la pratique, lorsqu'on agit inconsidérément et que négligeant la médecine d'observation, on ne connoît qu'une méthode de traitement active et tumultueuse.

Les sueurs froides, dans les maladies aiguës, présagent la mort. *Sudor frigidus, in acutâ quidem lethalis.* On n'ignore point que les parties suantes et découvertes se refroidissent aisément par l'action de l'air extérieur. Le grand usage apprend à distinguer le froid de ces sueurs, d'avec celui des sueurs froides mortelles ; ces dernières, d'ailleurs, ne paroissent jamais, sans être précédées et escortées des symptômes les plus funestes.

CHAPITRE VI.

Des constitutions de l'air et de leur influence sur les maladies.

L'AIR qui nous environne a été placé à la tête des six choses appelées non naturelles; on le divise en deux régions, l'une supérieure, où l'air est pur et se rapproche de l'état naturel: les anciens l'appeloient *æther, spiritus*; l'autre inférieure qui constitue notre atmosphère; celle-ci possède non-seulement les principes élémentaires et constituans de l'autre, mais encore d'autres principes qui s'y trouvent accidentellement. Il n'est en effet aucune substance dans la nature avec laquelle il ne puisse se combiner. Dans ce fluide flotte une foule innombrable d'atômes et de corpuscules différens. Toutes les particules qui émanent des plantes et des animaux en vie, toutes les exhalaisons qui s'élèvent des corps inanimés qui dépérissent, se dissolvent et tombent en putréfaction: tout ce qui s'échappe enfin, sous une forme volatile, du sein de la terre, des marais, des étangs, des mers, des mines, tout cela se répand dans l'air, de

sorte que l'atmosphère est un véritable chaos
ou un abîme où s'accumulent et se confondent toutes sortes de substances étrangères
et disparates.

Laissons aux physiciens le soin de s'occuper
de son élasticité, de sa pesanteur, de sa mobilité, etc. Pour nous entretenons-nous de ce
qu'il nous importe, comme médecins, de savoir, et parlons de ses qualités sensibles ou
naturelles.

On sait que ces qualités sont le chaud, le
froid, le sec et l'humide. Les combinaisons
de ces différentes qualités entr'elles, forment
la température de notre atmosphère, et les
quatre saisons sont exprimées par des combinaisons particulières de ces températures
qui sont affectées à chacune d'elles. Ainsi le
Printemps est marqué, suivant l'ordre naturel
des choses, par une température froide et
sèche; l'Eté par un temps chaud et sec; l'Automne par un temps chaud et humide; et
l'Hiver par une température froide et humide.
Or il est à remarquer que ces saisons, dans
leur ordre et leur succession régulière, ont le
plus grand rapport avec nos humeurs; c'est
ainsi que le sang prédomine au Printemps,
la bile en Eté, l'atrabile en Automne et la
pituite en Hiver.

Vere sanguis augescit, œstate bilis in corpore elevatur et usque in autumnum porrigitur ; atrabilis autumno et plurima et fortissima est, pituita in homine in hyeme augetur.

C'est en ces termes que s'exprimoit le Père de la médecine dans son traité de *natura humana* ; et il ne falloit pas moins sans doute que toute l'étendue de génie de ce grand homme pour avoir découvert le rapport intime qui lie entr'elles les humeurs vivantes, et les saisons dont l'année se compose.

Si, dans des temps modernes, des Auteurs ont représenté dans leurs ouvrages, le Printemps favorisant en nous la production du sang ; les mouvemens vitaux devenant à cette époque plus libres, plus réguliers et divergeant vers l'organe de la peau ; le sang se dépouillant par cette voie, des humeurs qui s'étoient accumulées durant la saison précédente ; la partie rouge et la fibrine augmentant en proportion, et le jeu des poumons s'exerçant avec plus d'énergie et d'intensité qu'en Hiver.

S'ils nous ont dit qu'en Eté la masse des fluides, tend continuellement à se changer en bile, mais que les produits bilieux se forment en bien plus grande quantité à mesure que cette tendance se trouve renforcée par

les chaleurs de cette saison; que les humeurs
doivent être alors plus bilescentes , soit parce
que l'air atmosphérique enlève au sang pulmonaire de plus grandes quantités d'hydro-
gène et de carbone , ou parce que les forces
animales y sont plus puissamment excitées
par l'électricité naturelle.

S'ils ont signalé l'Automne comme produi-
sant l'atrabile et celle-ci comme n'étant autre
chose que la bile elle-même desséchée, devenue plus caustique et acidifiée par les progrès
de l'animalisation.

Enfin si la constitution muqueuse ou pituiteuse leur a paru plus particulièrement
affectée à l'Hiver ; s'ils ont vu cette saison
appelant du dehors au dedans les humeurs
et les forces vitales , retenant à l'intérieur
l'humeur perspirable , rendant les humeurs
plus aqueuses, dépouillant les corps de leur
électricité; l'oxigène se fixant en moins grande
quantité dans le sang , et ce fluide rouge
devenu moins concrescible, contenant plus
de matière muqueuse, etc.

Ces auteurs n'ont fait en tout cela , peut-
être, que nous donner une explication plus
satisfaisante de certains phénomènes de l'économie vivante ; ils ont pu séduire des esprits
curieux et avides de raisonnemens ; mais dans

le fond, quoique sous des termes plus imposans et plus pompeux, ils n'ont fait que répéter ce qui avoit été dit, et renouveler des principes depuis long-temps consignés dans les écrits du Vieillard de Cos.

Parcourons en effet ses livres sur la nature humaine, sur la diète, sur l'air, les eaux et les localités.

Nous y lirons que la pituite augmente en Hiver dans le corps de l'homme; que cette humeur est la plus analogue à la nature de cette saison, parce qu'elle est très-froide; ce qu'on connoît à ce que les hommes crachent et mouchent des humeurs pituiteuses en Hiver et qu'on observe alors des maladies de même nature, des tumeurs blanches, etc. Qu'au Printemps le sang s'accumule dans le corps, et que de toutes les saisons c'est celle qui est la plus conforme à la nature du sang; qu'alors aussi les hommes ont plus de chaleur, sont plus colorés, et deviennent sujets aux hémoptysies.

Nous y lirons encore qu'en Eté et en Automne le sang diminue, parce que ces deux saisons sont contraires à sa nature, et que la bile au contraire y prédomine; ce qui est prouvé soit par la couleur du teint, soit par la nature des fièvres régnantes, soit aussi par les évacuations spontanées de matières bilieuses qui ont lieu à cette époque.

Et qu'enfin, dès que l'Hiver survient, la bile diminue et la pituite devient de nouveau dominante, tant par rapport aux pluies abondantes que par rapport à la longueur des nuits.

Il suit donc de cette doctrine que l'ordre des constitutions dans les années régulières est tel que l'humeur muqueuse règne en Hiver, la sanguine dans le Printemps, la bilieuse en Eté, l'atrabilieuse en Automne.

J'ai dit dans les années régulières ; car pour que cette correspondance vraiment admirable ait lieu, pour qu'elle se puisse bien observer, il faut que les saisons soient ce qu'elles doivent être individuellement, c'est-à-dire, que chacune d'elles présente cette combinaison des qualités élémentaires qui lui est propre ou qui fait sa constitution essentielle primordiale, et que ses intempéries n'excèdent pas un degré convenable et corrélatif de médiocrité, ou qu'elles soient contenues dans de justes bornes, il faut, en un mot, qu'elles marchent régulièrement et avec ordre.

Avec une telle régularité dans les saisons, les maladies ne peuvent être nombreuses, les épidémies sont rares et la mortalité des

hommes et des animaux n'est pas grande ;
tandis, au contraire, que si les saisons sont
marquées par des irrégularités, si elles éprouvent des aberrations considérables, si elles
ne répondent pas aux vœux de la nature, il
en résulte des constitutions médicales, toujours plus ou moins fâcheuses par le nombre
des maladies et des mortalités qui les suivent.

Toutefois il est à remarquer que les intempéries passagères de l'air et des saisons,
peuvent bien donner naissance aux maladies
annuelles, périodiques, qui mériteront même
d'être appelées populaires, petites épidémiques, à raison de leur intensité, de leur durée,
et de la multiplicité des individus qui seront
affectés ; mais ces excès passagers dans les
qualités sensibles de l'air ne sauroient suffire
pour la formation des vraies épidémiques ou
stationnaires; celles-ci étant le produit, comme
nous l'avons dit ailleurs, de troubles inaccou-
tumés, d'affections extraordinaires et soutenues (1) de l'air, avec une suite de météores
ou d'intempéries graves.

____

(1) Je dis soutenues ; car la continuation prolongée de la
même impression, peut seule modifier, altérer, changer en
quelque sorte l'idiosyncrasie de l'individu, et y introduire le
germe de ces sortes d'épidémiques ; germe, du reste, qui
tarde quelquefois assez long-temps à se développer, et dont

Ce n'est pas que les constitutions passagères de l'air et des saisons ne puissent influer sur la marche, sur les formes et les crises des vraies épidémiques, puisque pendant le cours de celles-ci on voit les efforts de la maladie se porter tour à tour sur la tête, la poitrine ou le bas-ventre, d'après la débilité respective bien connue que les saisons introduisent dans ces organes; mais encore une fois ces constitutions passagères des temps ne peuvent rien au fond et quant à la production de ces mêmes maladies, laquelle n'a jamais lieu que plus ou moins de temps après l'action de leur principe générateur.

En effet ce seroit une erreur de croire que les vaies épidémiques correspondent exactement au temps même où les constitutions déréglées ont régné. L'expérience des siècles, depuis Hippocrate jusqu'à nous, semble avoir

---

on ne voit presque jamais les effets que lorsque ses causes productrices n'existent déjà plus.

Raymond de Marseille, a voulu faire intervenir parmi ces causes, les vapeurs ambiantes de l'atmosphère que les rayons solaires dégagent du sein de la terre ; mais sa théorie n'est point à l'abri d'objections ; car, d'après lui, les épidémies devroient avoir lieu au Printemps et en Automne, tandis qu'il est constant qu'elles se manifestent dans toutes les saisons et principalement en Eté.

prouvé au contraire, qu'elles ne se manifestoient le plus ordinairement, que plus ou
moins long-temps après, et lorsque les dérangemens excessifs de l'atmosphère et les
météores qui l'avoient troublée, avoient fait
place à un air pur et serein.

L'illustre Bacon et Cartheuser avoient donc
également raison, lorsque le premier recom-
mandoit de rechercher toujours la cause d'une
épidémie, moins dans les températures actuelles que dans les précédentes, et que le second
renvoyoit pour la découvrir à des temps bien
éloignés de ceux où elle se manifestoit pour
la première fois.

*Morbi præsentes à præterita temporum con-
ditione fluunt*, avoit dit le Père de la médecine
en parlant des épidémies.

Cette observation précieuse nous fournit la
solution d'un problème qui avoit embarrassé
Sydenham; savoir pourquoi sous une constitution réglée, sous un ciel pur et sans nuages,
régnoient les épidémies les plus fâcheuses,
tandis que sous des constitutions médicales,
avec intempéries excessives et soutenues, il
ne régnoit que des maladies ordinaires et très-
peu graves; il expliqua cela en admettant des
maladies épidémiques qui revenoient alternativement et périodiquement; mais Mosca

et Raymond, déjà cité, observoient à ce sujet que si Sydenham avoit tenu un journal exact de l'état du ciel, il auroit vu que les années qui avoient été signalées par des épidémies fâcheuses et meurtrières, quoique très-égales, très-réglées elles-mêmes, avoient toujours été précédées par de grands dérangemens dans l'atmosphère; d'où ce grand praticien, auroit conclu que, dans la recherche des causes des épidémies régnantes, il falloit avoir moins égard à la constitution actuelle qu'à celles qui avoient précédé. Aucun médecin n'ignore, disoit Piquer (1), que malgré les altérations sensibles que l'air éprouve, on jouit quelquefois d'une parfaite santé, et qu'on observe des maladies graves dans les temps même les plus sereins.

A ce premier caractère des vraies épidémiques, qui consiste en ce qu'elles ne sont point en rapport avec les altérations actuelles et manifestes de l'air, il faut en joindre un second non moins tranchant qui les distingue, celui de se soutenir une fois établies et développées, pendant plusieurs saisons consécutives,

____

(1) *Y ningun medico hay que pueda ignorar que con qualesquiera alteraciones sensibles que el ayre cause, se goza a veces mucha salud, y en los tiempos mas apacibles se observan gravissimas enfermedades. Tratado de las calenturas.* Pag. 21.

et des années entières même ; et c'est pour
cette raison que Sydenham les désigna par le
nom de stationnaires. Cet auteur eut occasion
d'observer que la constitution bilieuse de
1683 , ayant pris une supériorité marquée,
s'étendit sur l'année 1684 et se prolongea jusqu'à la fin de 1686, dont l'Hiver offrit encore
des péripneumonies bilieuses qui datoient
réellement de trois années antérieures.

Enfin un troisième caractère propre aux
vraies épidémiques, est celui de planer en
quelque sorte, suivant l'expression de Fouquet, sur les maladies intercurrentes ou co-
régnantes, et de tenir ces dernières sous leur
domaine, en leur imprimant, pour ainsi dire,
le cachet épidémique.

Une fois que l'esprit est fixé sur le sens
qu'on doit attacher à la vraie épidémique ou
stationnaire, l'on conçoit sans peine ce qu'on
doit entendre par maladies intercurrentes.

Pendant que l'épidémique exerce ses ravages, parcourant dans sa marche les saisons
et les années, les excès passagers des qualités
sensibles de l'air font naître, par leur influence, des affections corrélatives qu'il faut
considérer comme intercurrentes, par rapport
à l'épidémique dans le cours de laquelle elles
se manifestent ; on comprend qu'à mesure

que l'épidémique cesse ses ravages et s'éteint, les intercurrentes doivent perdre leur dénomination, le rapport, sur lequel elle étoit fondée n'ayant plus lieu.

Heureusement les strictement épidémiques, toujours graves et meurtrières par leur nature, sont les moins communes, surtout dans notre pays ; celles qui se présentent le plus souvent dans la pratique et que nous avons le plus occasion de traiter, sont les épidémiques ordinaires ou petites épidémiques. Telles sont celles dont ont parlé Plenciz, Grant, Stoll. A côté des intempéries de l'atmosphère dont ils présentent le tableau, ils signalent les maladies qui ont successivement régné, et l'on peut s'apercevoir que ce ne sont que des maladies annuelles, périodiques, plus ou moins nombreuses, qui s'effacent et disparoissent avec les constitutions passagères qui les avoient vu naître, et dont le domaine ne s'étend pas au delà de l'enceinte de Prague, de Londres, de Vienne ou de leur territoire.

En se résumant, on voit donc qu'on ne peut se refuser d'admettre deux sortes d'épidémies ; les premières qui ne bornent pas leur durée et leur action à une seule saison, mais qui s'étendent à une ou plusieurs années, qui se soumettent les maladies produites par les changemens des saisons, qu'elles frappent plus ou moins de leur empreinte. La nature de ces maladies n'est point en rapport avec la constitution atmosphérique régnante, non plus qu'avec les autres circonstances actuelles où le malade se trouve placé. Ces épidémies impriment, tant qu'elles subsistent, leur cachet aux maladies constitutionnelles des saisons, comme Baillou, Fernel, Sydenham, Raymond et autres grands observateurs l'ont constaté. On les désigne sous les noms de permanentes ou stationnaires. Fouquet les nommoit après Galien grandes épidémies.

Les secondes sont celles dont la durée ne va guère au delà d'une saison, qui sont ramenées par la constitution atmosphérique à laquelle elles sont soumises et qui reviennent assez régulièrement avec la saison à laquelle elles correspondent; ainsi le Printemps, ai-je dit ailleurs, ramène les affections inflammatoires, les phlegmasies, les hémorragies actives ; l'Eté les fièvres bilieuses; l'Automne les affections muqueuses ; ce sont les petites épidémies ou les épidémies régulières.

Mais quoi qu'il en puisse être de la différence de ces maladies épidémiques , il est aisé de voir qu'elles ne sauroient être confondues avec les sporadiques, les endémiques, les pandémiques et les contagieuses, ainsi que nous l'avons remarqué au second chapitre.

CHAPITRE VII.

De la fièvre dans les maladies.

LA fièvre est la plus fréquente des maladies; il n'est peut-être point de personnes qui ne l'aient éprouvée au moins une fois dans sa vie; et si l'on excepte l'individu qui meurt d'une mort violente et subite, ou celui qui s'éteint accablé de vieillesse ou dans l'âge de la décrépitude, tout le reste meurt de la fièvre ou d'une autre maladie que la fièvre accompagne.

Cette affection ne se manifeste pas toujours avec le même degré de force et d'intensité, il est des cas où à peine est-elle sensible, d'autres dans lesquels elle ne paroît que par intervalles; en général elle sert de cortège aux maladies inflammatoires, et à la plupart des autres maladies aiguës.

Quoique par les troubles qu'elle excite dans la circulation, et par tous les accidens dont elle s'accompagne, la fièvre ait été appelée, avec raison, maladie; il n'est pourtant pas rare qu'elle soit si salutaire, que ni la nature, ni l'art ne puissent procurer un autre secours plus certain et plus puissant pour guérir ou pour prévenir les maladies; de là aussi ces éloges nombreux qu'ont donné à la fièvre les médecins qui se plaignent qu'il leur est quelquefois bien plus difficile de la procurer que de la dompter.

Le Père de la médecine avoit déjà observé que ceux qui avoient la fièvre quarte n'étoient attaqués d'aucune grande maladie, qu'au contraire sa présence délivroit des maladies antécédentes, telles que l'épilepsie et autres affections convulsives. *Qui quartanâ febri conflictantur, vix sunt epilepticis insultibus obnoxii; si vero his fuerint anteà correpti, atque accesserit quartana, aliquandò liberantur.* Aph. 70, section 5.

Ailleurs il remarque que l'apoplexie vineuse fait mourir dans les convulsions à moins que la fièvre ne survienne. *Si quis ebrius derepente obmutescat, convulsus moritur, nisi eum febris corripuerit.* Aph. V, sect. 5.

Il dit encore, dans ses coaques, que ceux qui ressentent de vives douleurs au foie, sont guéris par la fièvre. *Quibus hypocondrii dolor est sine phlegmone, iis superveniens febris exolvit.*

Il nous avertit enfin en plusieurs endroits que la fièvre est salutaire aux convulsions, au tétanos, qu'elle décompose et dissipe le spasme. *Febris spasmum solvit.*

Ce qui paroît singulier, dit Celse dans son traité de *re medica*, c'est que la fièvre même est souvent d'un grand secours; car elle guérit les douleurs des entrailles, pourvu qu'il n'y ait pas d'inflammation; appaise les douleurs dans la région du foie, les convulsions ou les distensions nerveuses; calme aussi les douleurs des intestins grêles, occasionneés par la difficulté d'uriner, etc.

Boerhaave fait mention d'un cordonier qui fut attaqué trois fois de la paralysie, et trois fois guéri par une fièvre suscitée par la nature; Klein la voit dissipant par sa présence l'asthme convulsif et l'hémiplégie; Wogel voit également le rachitis, le rhumatisme même, céder à ce moyen. Grant parle d'obstructions à la rate et aux viscères abdominaux, d'une hydropisie, d'un ictère, d'une mélancolie, d'une phthisie imminente qui disparurent uniquement devant la fièvre. Tissot rapporte qu'une fièvre épidémique guérit un enfant épileptique depuis trois ans, dont les accès revenoient souvent plusieurs fois par jour, et qu'aucun remède n'avoit pu soulager. Fouquet a cité l'observation d'un sujet que la suette guérit d'une palpitation de cœur qu'il éprouvoit depuis lon-gtemps, et qui avoit résisté opiniâtrement à tous les remèdes. Bordeu fait mention d'un jeune homme à qui on avoit appliqué un cautère à cause de quelques glandes au col et aux aisselles. C'étoit en vain que ce praticien avoit cherché à le fermer, en prenant pour cet effet toutes les précautions que l'art recommande. Il s'en seroit suivi de graves inconvéniens s'il ne l'avoit fait promptement rouvrir; le cautère resta donc, mais la fièvre et la rougeole vinrent très à propos pour le lui supprimer. Une semaine de fièvre, ajoute cet illustre médecin, fit ce que je n'avois pu par six mois de remèdes

Stoll, dans son aphorisme 404 en proclame les effets bienfaisans. *Medicatrix subinde inveteratorum malorum, melancholiæ, maniæ, epilepsiæ, arthritidis, paralyseos, reliquias autumnalium tollit, augmentum corporis facit, ad longævitatem disponit.*

N'a-t-on pas vu la variole guérir bien des fois les cacochymies et les cachexies de l'enfance; ce qui a fait dire au peuple que cette maladie fortifioit le tempérament des enfans délicats; et les médecins qui ont eu occasion d'innoculer de pareils sujets, n'ont-ils pas été à même de remarquer que cette méthode les avoit délivrés de leurs infirmités habituelles.

Enfin M. Pinel, dans sa nosographie philosophique, observe très-bien que, dans toutes les fièvres soit inflammatoires, soit gastriques, muqueuses, etc., quel que soit leur type de continuité, de rémittence ou d'intermittence, on ne peut méconnoître une série d'efforts conservateurs de la part de la nature, une tendance constamment dirigée vers une terminaison favorable, par une sorte de combinaison de moyens continués, ou tour à tour suspendus et repris jusqu'à la convalescence. (1).

____

(1) Depnis Hippocrate jusqu'à nos jours, l'observation ayant prouvé qu'une affection fébrile survenue accidentellement, faisoit disparoître des maladies chroniques qui avoient précédemment résisté à tous les moyens rationnels; les médecins judicieux ont mis cette indication à profit, et se sont attachés à obtenir le même résultat en excitant une fièvre artificielle, par l'emploi réglé des divers agens connus dans les matières médicales, sous les noms de stimulans, échauffans, toniques, excitans, astringens, etc. ; en un mot, par tout ce qui étoit capable d'augmenter l'action du système circulatoire.

Les affections chroniques dans lesquelles cette pratique utile est particulièrement indiquée, sont la fièvre intermittente, le catarrhe chronique, l'asthme, l'hypocondrie et l'hystérie, l'épilepsie, la paralysie, les névralgies, les scrophules, les hydropisies non compliquées de lésions organiques, etc. On peut consulter ici avec le plus grand fruit les excellens mémoires

Mais sans nous attacher à relever par d'autres exemples les avantages et l'efficacité de la fièvre, n'est-ce pas d'après ce que les anciens avoient observé de ses heureux effets sur les corps malades, qu'ils la définirent un assaut, un combat de la nature contre la maladie. Entre les médecins, personne ne s'est déclaré plus hautement pour ce sentiment que le célèbre Sydenham, qui a pour premier objet dans ses ouvrages, de regarder la fièvre comme un instrument dont la nature se sert pour dompter l'humeur morbide, et séparer ce qui est pur de ce qui ne l'est pas. *Naturæ instrumentum quo partes impuras à puris secernat.*

C'est cette manière de considérer la fièvre qui a donné lieu à la règle du traitement, qui consiste à la modérer, au point qu'elle ne soit ni trop violente, crainte qu'il ne survienne des inflammations gangreneuses dans quelque partie essentielle, ni trop foible, afin d'éviter, comme je le disois ailleurs, l'affoiblissement de l'organe enflammé, les avortemens de crises, les maladies chroniques, et

de Pujol et de Dumas, couronnés dans le temps par la Faculté Royale de médecine, concernant l'art d'exciter et de modérer la fièvre, pour la guérison des maladies chroniques. Voyez aussi l'art. fièvre, Dict. des sciences médicales.

toujours des convalescences plus ou moins longues et pénibles.

C'est dans cette juste modération que consiste tout le secret de la guérison des maladies aiguës, *in debitum febris moderamen redigatur omnis medela;* méthode excellente et qui remonte jusqu'au premier âge de la médecine. On voit, en effet, qu'une des règles les plus essentielles que s'imposoit Hippocrate, dans le traitement de ces maladies, étoit de ne porter le régime rafraîchissant, qu'au point qu'il le falloit précisément, pour réprimer les excès de la fièvre, mais jamais assez loin pour risquer d'affoiblir et d'éteindre ce degré de chaleur vitale indispensable pour le travail de la coction et de la crise.

Tous ces faits qui militent en faveur de la fièvre dans les maladies, sont assez nombreux pour justifier les éloges qu'on lui a de tout temps prodigués; mais ces éloges ont leurs bornes et méritent des restrictions; sans doute la fièvre doit être considérée comme un bien, toutes les fois qu'elle détruit un mal plus grand qu'elle; mais combien de cas où elle n'est qu'une fonction fatigante et pénible pour le corps dans lequel elle a lieu; combien d'autres où elle est absolument inutile ; combien, où trop foible, elle ne fait qu'ajouter au danger par des efforts imparfaits ; combien encore, où elle est nuisible par l'intensité qu'elle déploie, et qui ne se trouve point en rapport avec la maladie qu'elle doit combattre. Voyez-la, en effet, dans ces maladies intermittentes ou rémittentes, ataxiques, traînant à sa suite, tantôt un choléra-morbus violent ou une cardialgie atroce, tantôt des déjections copieuses et énervantes, tantôt une syncope, un assoupissement comateux, un froid de marbre ou autres épiphénomènes graves, dont les effets sont aussi meurtriers que rapides, si on ne se hâte d'y opposer les secours de l'art les plus énergiques.

D'où l'on doit conclure, avec le docteur Sernin (1), que la fièvre est en général utile, qu'elle est le grand moyen médicateur, employé par la nature pour la solution des maladies nerveuses, pour ranimer le système général des forces, pour changer en aigu le mode chronique des maladies, pour aider avantageusement l'acte de la coction, etc.; mais qu'il y a des circonstances, où soit par son

---

(1) Voyez son excellente dissertation sur la fièvre. Montpellier, an X. *In*-4.o

excessive intensité, soit par sa foiblesse, son irrégularité ou sa durée, elle peut devenir extrèmement nuisible et dangereuse.

On voit donc déjà combien peu étoit fondée la définition que donnèrent de la fièvre, Descartes, Vanhelmont, Stahl, lorsque la considérant relativement à son but ou objet final, ils voulurent la regarder toujours comme un acte salutaire et médicateur, tandis que, bien loin d'être tel dans certaines maladies, elle en constitue au contraire l'accident le plus formidable.

La définition d'Asclépiade et de Galien, fondée sur l'augmentation de chaleur qui caractérise la fièvre, n'est point à l'abri des objections qu'on peut lui faire, comme étant contraire aux faits.

Tous les jours, à la suite de mouvemens forcés, après des exercices violens, une forte passion d'âme, la chaleur du cœur et des autres parties du corps, s'accroît extraordinairement, sans toutefois que la fièvre existe.

Ne seroit-il pas ridicule, d'après ce système, de nier que la fièvre existe dans le frisson de la quarte intermittente, et de ne vouloir l'admettre qu'à l'époque du paroxysme où elle se développe.

Dans les fièvres ataxiques où la chaleur

est presqu'éteinte, et où les forces sont dans la plus grande prostration, pourroit-on méconnoître la fièvre de l'espèce des plus meurtrières? Le médecin de Modène a fait mention de la fièvre intermittente algide, dont un des caractères principaux est un froid glacial qui pénètre le corps du malade dans toutes ses parties, et qui se soutient au même degré d'intensité, depuis le commencement du paroxysme jusqu'à la mort qui le termine.

La définition des Ecoles Mécanicienne et Solidiste, qui firent consister la fièvre dans une plus grande velocité du pouls, seroit plus vicieuse encore, parce qu'il n'est rien de plus variable que le pouls dans son rhythme.

Dira-t-on d'une part qu'il n'y a point fièvre dans tel cas grave où le pouls s'éloigne à peine de son état naturel, ou même ne s'en éloigne que pour devenir plus lent et plus rare, comme on l'observe dans les maladies des hôpitaux et des prisons, ainsi que dans la fièvre lente nerveuse, et la maladie de Naples, dont Huxham et Sarcone nous ont donné une description si fidèle.

D'autre part, peut-on dire qu'il y a fièvre chez les personnes qui boivent abondamment des liqueurs spiritueuses, qui font des exercices immodérés, ou qui éprouvent de violentes passions d'âme (1). Car on observe chez ces personnes le pouls beaucoup plus fréquent et plus vite qu'on ne le trouve dans l'état naturel; cependant on ne sauroit en conclure qu'il y ait pyrexie. Piquer remarque très-judicieusement qu'Hippocrate ayant été l'observateur le plus exact jusqu'à nos jours, à décrire et à indiquer les caractères propres à chaque maladie, il n'est pas croyable qu'il eût négligé de parler de cette fréquence du pouls, si elle avoit été le signe principal et distinctif de la fièvre.

Le meilleur moyen peut-être pour bien apprécier cette dernière, et s'en faire une idée juste et convenable, seroit de la considérer dans les phénomènes qui dépendent d'elle exclusivement et qui la caractérisent de manière à nous la faire apercevoir partout où elle donne des signes de sa présence.

Pour cela on doit distinguer trois temps ou stades dans la fièvre, celui du froid ou de spasme, celui de la chaleur et celui de la

______

(1) *Exercitatio corporis, ira, gaudium, subita à somno exercitatio, lecti calor, largior vini, liquorumque fermentatorum potus, plenior lautiorque cibus, atque alia hujus generis, pulsum velociorem reddunt, caloremque adaugent quin tamen ex his febricitare quisquam dici possit.* Burser. inst. med., I.er vol.

sueur ; division qui revient à celle des deux périodes admises par Grimaud, de concentration et de dilatation.

Le froid s'annonce par une contraction spasmodique générale qui agit de la circonférence au centre et fait refouler les mouvemens à l'intérieur. La face et les extrémités pâlissent, les traits du visage se retirent, les ongles deviennent livides, et les yeux d'un blanc terne ; en même temps le malade éprouve des lassitudes spontanées, des horripilations, des nausées, des vomissemens, une oppression de poitrine, une difficulté de respirer ; les urines coulent en petite quantité, ou elles sont crues, abondantes et tenues ; la langue est sèche ; les tumeurs à la surface du corps diminuent ; les plaies, les ulcères ne fournissent plus une exudation aussi abondante ; il y a pléthore du système artériel central, le sang qui arrive au cœur en abondance, l'excite, lui fait précipiter ses contractions qui sont petites, fréquentes et souvent irrégulières, etc.

Cet état vraiment pénible pour le malade, et qui par sa durée ou son intensité, peut devenir souvent mortel pour les personnes foibles ou les vieillards, cède heureusement au second temps qui lui succède, et où se développe une série de phénomènes d'un ordre bien différent.

Ce second temps est un système de réaction, les forces vitales changent de direction; le cœur reprend son empire et ses droits; à mesure que le sang est poussé avec force vers la périphérie, la chaleur devient plus considérable que dans l'état ordinaire; elle diminue insensiblement et se répand dans tout le corps; alors la peau reprend sa couleur, particulièrement au visage où l'on remarque une rougeur extraordinaire; il y a céphalalgie, quelquefois délire, pulsation des artères temporales, le pouls devient plus régulier, plus dur et plus plein; la respiration plus libre et plus grande; il y a anorexie, soif produite par l'état de chaleur générale; les urines hautes en couleur ne déposent pas; enfin la peau qui, dans cet état, avoit conservé quelque temps sa sécheresse, se relâche, devient plus douce au toucher, s'humecte, et alors commence la troisième et dernière période.

Celle-ci a lieu du moment où les forces rentrent dans leur mode naturel de distribution et se termine ordinairement par une éruption abondante de sueurs dont tous les points de la superficie du corps sont unifor-

mément arrosés, et qui sans être toujours
critiques par rapport à l'altération maladive
que la fièvre reconnoit pour cause, ne laissent
pas de l'être en général par rapport aux mouvemens fébriles dont elles dissipent l'appareil
en portant et répandant les forces d'une manière égale sur toutes les parties du corps.

La fièvre considérée d'après son type,
c'est-à-dire, d'après les modifications tran-
chantes qu'elle éprouve dans sa forme et sa
durée, a été divisée, comme tout le monde
sait, en continue et en intermittente.

La fièvre continue n'a, pour ainsi dire,
qu'un seul paroxysme, dans lequel on n'observe
ni rémission, ni exacerbation.

La fièvre intermittente a des intervalles
libres de tout mouvement fébrile.

Une des raisons qui militent en faveur de
cette division et l'ont fait adopter par des
auteurs recommandables, c'est que l'esprit de
système ne sauroit ici méconnoître ni rendre
méconnoissable l'empreinte de la vérité. En
effet des maladies qui, dans un espace de temps,
assez court, paroissent et diparoissent alternativement, pour reparoître alternativement
sous la même forme, se font également distinguer dans tous les systèmes, d'avec ces
maladies dont la marche soutenue amène enfin

une terminaison décidée. Aussi malgré la diversité et l'instabilité des théories, toutes les écoles ont fait des fièvres continues et des fièvres intermittentes, deux classes de fièvres distinctes et séparées auxquelles il faut en joindre une troisième, celle des rémittentes qui n'est peut-être dans le fond, comme l'ont pensé Stoll, Strack, Voullonne et autres, que le résultat du concours et de l'union des deux premières.

Prosper Martian nous fait observer que le Père de la médecine portoit une extrême attention au type des maladies; sans doute Hippocrate pensoit que l'action vitale s'exerçant d'une manière spéciale et plus directe sur le système nerveux, que sur nos humeurs, c'étoit par la variété des types qu'on devoit juger principalement de la nature des affections.

En effet si les fluides sont animés, on diroit qu'ils ne le sont que d'une vie secondaire, tandis que le principe de la vie paroit avoir plus particulièrement son siége dans les solides. Les uns se renouvellent sans cesse, leur durée est fugitive et passagère ; les autres sont stables et permanens.

D'ailleurs le type est d'autant plus important pour le praticien, que c'est le plus ordinairement par là, qu'il reconnoît si une maladie a son siége dans les premières voies ou dans les secondes; et l'observation journalière nous prouve, en effet, que si le type rémittent ou intermittent semble annoncer le plus communément l'affection de celles-là, le type continu paroît être un indice non moins assuré de l'affection de celles-ci.

De plus les anciens distinguoient par la variété du type si c'étoit la bile ou la pituite qui fût cause déterminante de la maladie; assignant, d'après ce que l'expérience leur avoit appris, le type tierçaire à la première, et le type quotidien ou quartenaire à la seconde.

Ajoutons encore : Comment distinguer cette fièvre semi-tierce ou hémitritée, par exemple, que Piquer signaloit comme une des plus dangereuses (1), si ce n'est par sa marche et la forme particulière qu'elle affecte? A quoi reconnoît-on également tous les jours, sinon aux mêmes signes, tant de fièvres rémittentes ou intermittentes de mauvais génie, et quel est le but essentiel auquel vise dans ces affections le médecin attentif et éclairé, si ce n'est celui de combattre promptement et sûrement leur type.

____

(1) *Es una de las mas comunes , y mas peligrosas que se observan en la practica. Trat. de las cal. cap. VII.*

D'après ces considérations, nous n'avons point hésité dans notre cours particulier sur les fièvres, à adopter la variété du type pour chef de nos principales divisions, en même temps que nous fondions nos subdivisions sur les différentes affections intérieures qui l'excitent.

CHAPITRE VIII.

Des maladies des solides et de leur traitement.

Quoique les parties molles du corps vivant soient animées par des forces motrices, l'observation nous apprend que les mouvemens opérés par ces forces ne s'exécutent pas d'une manière égale ; les uns sont sensibles et apparens, les autres se font au contraire avec une marche trop tardive pour que l'imperfection de nos sens nous permette de les apercevoir.

Le premier de ces mouvemens s'appelle le mouvement musculaire ; nous en avons parlé dans l'introduction ; le second est le mouvement tonique reconnu par Stahl et Barthez, résultat d'une propriété ou d'une force vivante de la fibre, et qu'on trouve de nos jours, reproduit dans les ouvrages physiologiques, sous les noms de contractilité fibrillaire, latente ou insensible, de tonicité, de vibratilité, etc.

Cette force vivante ou tonique qu'il ne faut point confondre avec l'élasticité ni la force de cohésion dont il sera question plus bas, agite d'une manière constante la fibre simple, le tissu cellulaire, les enveloppes membraneuses, le parenchyme des viscères, les glandes, les papilles nerveuses, les vaisseaux artériels veineux et lymphatiques, les muscles même, en un mot, toutes les parties molles du corps humain.

Justement comparée à l'aiguille d'une montre qui marque les minutes, et dont le mouvement ne laisse point d'avoir lieu, quoiqu'il ne puisse être suivi des yeux, si cette force n'est point apparente par elle-même, elle l'est par les effets qui en dérivent. C'est elle qui agissant insensiblement sur les fibres musculaires, lorsque la paralysie leur a ôté le mouvement et le sentiment, courbe les membres et les ploie sur eux-mêmes; c'est elle qui dans le tissu cellulaire dirige les corps étrangers vers les régions supérieures contre leur propre pesanteur, ou qui les détermine à se porter vers le bas; qui rapproche les unes vers les autres, les mailles du tissu cellulaire des mammelles, et les colle sur le thorax , lorsqu'au terme de la fécondité ces organes n'ont plus de fonction à remplir ; c'est par elle qu'on explique et le rétrécissement du sac anévrismal qui a lieu dans quelques cas rares, et celui du canal de l'urètre chez les personnes qui rendent fréquemment leurs urines ; c'est à elle qu'on rapporte les phé-nomènes d'absorption et de nutrition qui ont lieu quelque temps après la mort.

Cette force peut s'accroître vicieusement dans certaines circonstances, jusqu'à détermi-ner un mouvement sensible et péristaltique, comme ont eu occasion de l'observer Richter, sur un conduit nasal qu'il a vu se dilater et se resserrer successivement (1) ; Olaüs Borri-chius et Fanton , sur les conduits biliaires de pigeons vivans , et ainsi qu'il est prouvé démonstrativement par une observation de Meeckren rapportée par Barthez, sur une in-vagination qui se forma dans le canál cho-ledoque à la suite d'une colique hépatique.

Expliquons-nous encore sur ce qui la con-cerne, et pour nous faire mieux entendre, reconnoissons dans l'économie animale ou

---

(1) M. Richerand fait mention dans sa physiologie , d'une femme atteinte d'une fistule à l'estomac , chez laquelle on pouvoit distinguer les ondulations vermiculaires qui agitoient les replis de cet organe.

plutôt dans chaque partie du corps vivant, deux sortes de mouvemens qui se croisent et se contrebalancent sans cesse dans l'état de santé, l'un qui se dirige du dedans au dehors, et l'autre du dehors au dedans. Le premier est un mouvement excentrique qui se portant du centre à la periphérie, dilate et tuméfie ; il domine dans les premiers âges, et développe les parties ; le second est un mouvement concentrique qui se fait en sens contraire et qui ramène les humeurs de la circonférence au centre. Ce mouvement commence à prévaloir dans l'âge viril et augmente rapidement à mesure que l'homme s'éloigne du solstice de la vie jusques dans l'extrême vieillesse.

Le ton de chaque organe est le produit de l'équilibration entre ces deux mouvemens. Lorsque les forces qui les opèrent sont réparties dans un ordre convenable entre la circonférence et le centre, ou qu'elles sont, suivant l'expression de Barthez, dans leur stabilité d'énergie, chaque partie exécute facilement et librement les fonctions qui lui ont été départies, et l'homme jouit d'une pleine santé ; mais si l'une des deux forces l'emporte vicieusement sur l'autre, ou bien si les solides pèchent par hypertonie ou par

atonie, les fonctions se dérangent et les maladies nerveuses s'établissent. Or, l'observation
démontre qu'il n'est aucune partie molle du
corps humain qui ne soit susceptible de l'un
ou l'autre mode d'affection. Entrons dans
quelques détails.

I. Et d'abord portant nos regards sur le
cerveau, pourrions-nous méconnoître son état
de foiblesse dans les cas de fatuité, d'imbécillité
qui ont lieu chez les personnes qui ont éprouvé
des attaques réitérées d'apoplexie, ou qui
surviennent après des évacuations abondantes
et peu ménagées, après des maladies longues
dans le cours desquelles on a fait observer
aux sujets une diète trop austère et une abstinence outrée.

Il n'est pas douteux que ce fut un défaut
de ton de cet organe qui occasionnoit cette
manie observée par Sydenham chez certains
malades, à la suite des fièvres quartes invétérées, et que ce médecin guérissoit à l'aide
des toniques, de l'exercice et d'un régime
analeptique et fortifiant.

D'autre part, l'organe cérébral pèche dans
plusieurs circonstances par un rehaussement
de ton et une exaltation de ses forces vitales.

Schlichting ayant plongé un stilet dans le
cerveau d'un chien vivant pour exciter des

convulsions et porté en même temps son doigt à l'endroit de la blessure, dans la substance médullaire du cerveau, aperçut très-distincte-ment que la substance de cet organe pressoit autour de son doigt avec une sorte de pal-pitation qui se continuoit aussi long-temps que dr oient les convulsions. Il fit vérifier ce fait par d'autres personnes, il observa de plus un semblable frémissement du cerveau durant les convulsions spontanées qui survinrent à une hémorragie funeste dans un animal soumis à cette expérience.

Barrere, Meckel et autres anatomistes ont trouvé que le cerveau étoit généralement d'une consistance plus ferme que dans l'état naturel, à la suite des affections maniaques.

Le cerveau est susceptible d'affections vé-ritablement spasmodiques, et beaucoup de maladies ne dépendent que de spasmes plus ou moins profondément établis dans la subs-tance de ce viscère ; c'étoit ce que donnoit à penser le Père de la médecine, lorsqu'en parlant du cerveau qu'il considéroit comme une glande : *Si quidem rodatur*, disoit-il, *turba-tionem multam substinet et mens desipit et cere-brum convellit ac distrahit totum hominem qui in se ipso vocem non edit ac suffocatur et hæc affectio, Syderatio, Græce apoplexia vocatur.*

Il résulte d'un grand nombre de faits que les nerfs peuvent également pêcher par des altérations en plus ou en moins de leurs forces et de leur action vitales. L'augmentation de ces dernières me paroît se prouver par cet état d'hypéresthésie dans lequel la sensibilité reçoit un accroissement excessif qui produit la douleur et rend le sujet susceptible d'impressions vives et pénibles par les causes les plus légères. Dans l'état opposé l'action du système diminue avec l'affoiblissement de la sensibilité qui cause l'anesthésie; d'ailleurs en compulsant ce qu'ont écrit les auteurs les plus estimés sur les maux de nerfs, on peut se convaincre qu'ils ont obtenu des résultats heureux, quoique par des traitemens bien opposés, et ces résultats sont trop constans pour qu'on ne doive reconnoître avec eux, comme formant les élémens de ces maladies, tantôt un état d'éréthisme, tantôt un principe de foiblesse, et le plus souvent aussi, comme nous le verrons, un mélange de l'un et l'autre mode.

Qui de nous pourroit méconnoître un état de spasme bien prononcé dans ces contractions fixes et permanentes de la fibre musculaire dont le tétanos nous offre un exemple frappant; d'un autre côté les affections paralytiques ne font-elles pas apercevoir dans les organes qui en sont le siége , un caractère de foiblesse , un défaut d'énergie vitale qui indi-que suffisamment la nature de ces maladies.

On ne peut se refuser à admettre un état de sténie bien évident du système artériel dans les maladies inflammatoires (angioténi-ques de Pinel). Tout l'atteste hautement, et la tension vive et la crispation de l'artère; le pouls est fort, dur; la peau sèche; la chaleur ardente; les conduits sont fermés et les excrétions suspendues. S'il falloit multi-plier les exemples en ce genre, ne seroit-il pas facile de les puiser dans ces fièvres éphé-mères prolongées, intermittentes, hectiques dont ont parlé Fizeau, Selle, Broussais, et qu'ils ont vu exister par simple irritation du système sanguin et indépendamment de toute cause humorale à laquelle on pût les rapporter.

Il ne faudroit au contraire, pour prouver le défaut de ton et le sentiment de foiblesse dont peut être frappé ce même système, que recourir à ces fièvres adynamiques dont les caractères essentiels sont la prostration des forces, l'abaissement de la chaleur vitale, la petitesse et la dépression du pouls, et par suite la dilatation des pores cutanés, l'ex-travasation du sang , les hémorragies passives.

Citons encore pour exemple l'anévrisme, médicinal ou proprement dit qui prend sa source dans une cause interne. Des auteurs ont prétendu que cette maladie étoit souvent déterminée par de fortes passions d'âme ; et Valeriosa, Barthez l'ont vu succéder à un violent accès de colère. On conçoit qu'une artère vivement frappée d'un spasme ou fortement agitée par des mouvemens convulsifs, pourra perdre son ton naturel, en sorte qu'il en résulte successivement un état de foiblesse et une dilatation contre nature de ses tuniques qui amène ce genre d'affection.

Les varices ou les dilatations qu'on voit survenir dans le trajet des vaisseaux veineux, annoncent également que ces derniers peuvent éprouver, dans bien des cas, une diminution de leurs forces vitales, et cette vérité n'a pas besoin d'être prouvée ; mais il n'est pas moins hors de doute que les veines sont susceptibles de se contracter violemment et qu'il se fait, en certaines circonstances, une augmentation extraordinaire de leurs forces toniques ou vivantes. C'est par là qu'on explique bien plus vraisemblablement le phénomène rapporté par Haller dans ses expériences sur le mouvement du sang, lorsqu'il dit avoir vu que si l'on ouvroit une veine, ce fluide y étoit dirigé des veines voisines avec une vitesse singulière.

Il ne seroit pas naturel, comme l'observoit Barthez, de vouloir faire dépendre une telle direction ni une telle accélération du cours de sang, des accroissemens peu considérables que peuvent recevoir alors les forces de ressort ou les autres forces physiques des veines voisines.

Dans certains cas de fièvres aiguës, on a vu même le ton naturel du système veineux s'exalter à un tel point, que la veine ouverte ne donnoit point de sang. L'on connoit à cet égard l'observation de Baglivi sur une fille hystérique à qui, pendant douze fois, la veine du bras fut ouverte, sans qu'il fût possible de tirer une goutte de sang ; on ne parvint à en faire couler par l'ouverture de la saphène qu'après avoir fait mettre préalablement la malade dans un bain tiède.

Nous ne nous attacherons pas à prouver que les membranes, que le tissu cellulaire sont aisément susceptibles de tomber dans le relâchement. Leur contexture foible et délicate suffit pour nous faire conclure que des causes morbifiques qui portent une impression débilitante sur le système, doivent principalement affoiblir le ton naturel de ces organes. On n'auroit qu'à examiner ce qui se passe dans les hydropisies où l'infiltration, la stagnation des humeurs séreuses dans les tissus membraneux et cellulaire, annoncent clairement le peu d'action et d'énergie des parties qui en sont abreuvées ; mais il n'est pas moins constant que ces mêmes organes se condensent, se resserrent dans certaines circonstances, et que leur ton naturel se rehausse d'une manière vicieuse.

Vanhelmont, Stahl et autres ont vu que l'excès des mouvemens toniques dans les membranes et les viscères produisoit dans différentes maladies, des constrictions spasmodiques qu'un sentiment intérieur faisoit rapporter aux endroits des organes affectés. Le premier a allégué entr'autres faits de ce genre, ces constrictions qui se font sentir aux urétères dans la néphrétique, aux vaisseaux seminaires dans la gonorrhée virulente.

C'est par une suite de la contraction et du spasme qu'elle excite que les organes pulmonaires remontent vers la gorge dans les accès d'asthme et qu'ils se rétrécissent dans le catarrhe suffocant.

N'a-t-on pas vu les intestins se resserrer si fortement dans certaines espèces de coliques nerveuses, que l'on ne pouvoit y introduire

des liquides ou faire passer même un stilet
par le rectum.

Mead avoit observé que dans les cadavres
des hydrophobes, on trouvoit généralement
les membranes beaucoup plus fermes et plus
tendues que dans l'état ordinaire.

Quant au tissu cellulaire, il est extrêmement probable qu'il y a des difficultés de
mouvement produites par des spasmes dans
les portions du tissu cellulaire dont les muscles sont enveloppés, en sorte que les fibres
musculaires trop comprimées, ne peuvent se
prêter librement aux contractions et dilatations alternatives dont se compose leur action.

Boerhaave pensoit que la plupart des paralysies qui cèdent aux remèdes externes,
devoient dépendre du tissu cellulaire.

De Haller, dans ses observations pathologiques, dit avoir vu un état de roideur et
d'inflexibilité dans les membres, quoique les
muscles de ces parties ne présentassent aucune
lésion, en sorte que cet état devoit évidemment être rapporté au tissu cellulaire envi-
ronnant. De Haën observoit avec raison qu'il
est bien des accidens qui ne tiennent qu'à
des spasmes fixés dans le tissu cellulaire et
qui, après avoir résisté à des méthodes de traitemens fort recherchées, cèdent au simple

usage des lotions avec l'eau tiède , continuées pendant un espace de temps suffisant.

Les vaisseaux lymphatiques offrent à leur tour des exemples de spasme et d'atonie. On sait que ces vaisseaux purement veineux et doués éminemment de la faculté inhalante , ont leurs bouches ou radicules sans cesse ou-vertes dans les différentes cavités du corps , dans les ventricules du cerveau, dans les cham-bres de l'œil , dans les interstices du tissu cellulaire externe et interne, etc.

A mesure que les fluides s'y portent, ils sont absorbés à l'aide de ces radicules ; mais si leur action inhalante est trop foible ou trop active , dans les deux cas, il en résulte une foule de désordres dans l'économie vivante.

On ne peut douter qu'elle ne soit vicieu-sement augmentée dans les fièvres hectiques où les sucs nutritifs sont pompés d'une ma-nière trop rapide au préjudice des organes qui n'ont pas le temps d'être réparés ; dans des états d'infection et d'empoisonnement; dans ces hydropisies qui proviennent de l'in-halation excessive des humidités de l'atmos-phère; dans le cas de ces métastases, où pen-dant qu'une partie des humeurs séjourne dans la cavité où elle est épanchée, l'autre rapidement absorbée se porte dans un organe

plus ou moins éloigné et plus ou moins essentiel à la vie. J'en ai cité deux exemples frap-
pans dans mon *Essai de mat. méd. et de
thérap.*, *pag.* 343--4.

Dans le premier, il étoit question d'un malade atteint d'une hydropisie du bas-ventre
et des extrémités, chez lequel il se fit, tout-à-
coup, un refoulement de la sérosité épanchée
vers les parties supérieures, à la suite duquel
le malade devint, dans le même temps, aveugle,
sourd, muet et comme hébété.

Le second fait, qui m'étoit personnel, se
rapportoit à un chevalier de Saint-Louis qui,
à la suite d'un pareil épanchement, tomba
tout-à-coup dans un assoupissement auquel
succédèrent immédiatement la perte totale de
connoissance et des convulsions affreuses de
tout le corps (1).

______

(1) Je citois même en témoignage de ce fait, l'une des
personnes les plus recommandables de notre ville, le digne,
le vertueux Sabatier, que Montpellier vit si long-temps à la
tête des bonnes œuvres. Il vivoit à cette époque et je goûtois
auprès de lui les douceurs d'une amitié que vingt années
n'avoient fait de plus en plus qu'accroître et affermir. Frappé,
depuis, d'une maladie mortelle, cet homme respectable a
cessé d'exister. J'ai vu expirer dans mes bras le consolateur
des affligés, l'ami, le bienfaiteur des pauvres, le père de tous
les malheureux. Je l'ai vu, quittant la vie sans regret et sans
remord, s'endormir du sommeil des justes et terminer de la
mort la plus sainte, des jours qu'avoit consumés la charité.

L'affoiblissement de l'action absorbante des vaisseaux lymphatiques donne lieu aux amas de graisse, aux infiltrations de sérosités, aux collections de fluides lymphatiques et muqueux; d'où naissent l'obésité, les œdèmes, les hydropisies, les engorgemens, les tumeurs.

Il paroît suffisamment établi par ce qui a été dit, qu'il peut exister dans la fibre vivante deux modes d'affection bien distincts, la diminution de ton qui, poussé à l'extrême, produit l'atonie, l'augmentation de ton dont le dernier degré est le spasme.

Indépendamment des signes affectés à la lésion de chaque organe en particulier et qui sont du ressort de la pathologie spéciale, le premier de ces états est marqué en général par la marche lente avec laquelle il se prépare, par un sentiment de tristesse qui augmente tous les jours, par la perte de l'appétit, par une habitude du corps molle, lâche et comme empâtée de sucs mal élaborés, par un pouls très-irrégulier, tantôt fort et plein, tantôt petit et foible, habituellement vîte et inégal; enfin lorsque le mal va toujours croissant, par la prostration des forces, une anorexie complette, le défaut de la chaleur, la foiblesse et la lenteur des mouvemens.

Il est compliqué avec des causes matérielles dans la peste, la fièvre lente nerveuse, les fièvres intermittentes, ataxiques, les fièvres bilieuses, putrides, etc.

On le corrige et on le modifie heureusement à l'aide des divers remèdes stimulans, restaurans, analeptiques et fortifians.

Douleurs vers la région épigastrique, angoisses, anxiétés et sentiment de froid; nausées, vomissement; resserrement à l'œsophage avec sécheresse de ce canal; déglutition difficile; irrégularité de l'appétit se portant sur des choses absurdes; constipation opiniâtre; pouls vite, petit et concentré; peau sèche et brûlante; chaleur et soif considérables; plus ou moins d'énergie dans les mouvemens vitaux et volontaires; subitanéité dans les attaques, et rapidité dans la marche des maladies qu'accompagne le spasme; lésion des fonctions cérébrales; telles que le délire, les convulsions, etc. Tels sont les symptômes qui caractérisent le second mode ou l'état nerveux par spasme, auquel on oppose avantageusement les nourritures légères, les boissons aqueuses, les bains tièdes, les lavemens et tout l'appareil des moyens humectans et relâchans.

Lorsque le spasme se localise et se concentre

jusqu'à produire la douleur, les calmans directs et révulsifs sont indiqués, on a recours même à la saignée si les parties tendues sont irritées au point de faire craindre la phlogose.

II. Mais indépendamment des deux modes d'affection que nous sommes forcés de reconnoître, on ne peut se refuser à admettre dans le système un état mixte, résultat du spasme et de l'atonie qui existent ensemble dans diverses parties ou qui se succèdent dans les mêmes; car il impliqueroit contradiction que la même partie tendue et relâchée péchât tout à la fois par excès et par défaut de ton, et il y a plutôt lieu de croire que, réparties inégalement dans le système, les forces se concentrent dans un ou plusieurs organes, au préjudice des autres qui en sont affoiblis et qui tombent dans une atonie plus ou moins considérable.

On trouve des exemples de cet état mixte 1.º dans ces mouvemens convulsifs qui tantôt frappent tout le système et tantôt une de ses parties seulement, et où l'on voit succéder alternativement et d'une manière rapide la tension au relâchement, le spasme à l'atonie. C'est contre ces spasmes chloniques, qu'on retire tous les jours des succès si décidés de l'emploi des anti-spasmodiques directs, tels que les éthers, le camphre, le musc, l'assafœtida, l'extrait de jusquiame blanche (1).

2.º Dans l'état fluxionnaire, où l'on voit par des mouvemens directs ou réfléchis, les humeurs se porter du lieu qu'elles occupoient sur un autre qui en devient l'aboutissant : état réel que les faits ne permettent point de révoquer en doute, qui joue tous les jours un grand rôle dans les maladies, comme élément primitif ou secondaire, et qu'on combat avec succès par l'emploi raisonné des méthodes révulsives et dérivatives sur lesquelles nous devons à Barthez des idées très-lumineuses qu'il importe à tout médecin de consulter (2).

3.º Je crois reconnoître dans l'état d'ataxie ou de malignité un exemple remarquable de cette distribution inégale des forces.

Frappées d'une foiblesse radicale, enrayées dans leurs mouvemens, distraites et tiraillées en divers sens, elles ne peuvent se développer ni simultanément, ni avec assez d'intensité et d'énergie pour lutter victorieusement contre

____

(1) Je donnois mes soins, conjointement avec le Professeur Fouquet, à une jeune étrangère atteinte de mouvemens convulsifs violens qui paroissoient affecter une marche régulière et périodique ; on étoit sûr de les prévenir toutes les fois qu'aux moindres signes avant-coureurs de l'attaque, on s'empressoit d'administrer cet excellent anti-spasmodique.

(2) Voyez la doctrine de ce médecin célèbre, naguères si bien exposée par son ami et le plus illustre de ses disciples.

l'agent morbide qui les opprime , et leurs
efforts sont partiels et insuffisans : d'où résultent dans le système, ces aberrations nombreuses, et ces anomalies particulières à ce
genre d'affection.

Que l'on considère en effet cette discordance
frappante et ce défaut d'harmonie dans l'ensemble des symptômes ; cette langue tantôt
rouge et sèche , tantôt recouverte d'un enduit
blanchâtre ; cette soif nulle ou immodérée ,
ce pouls variable , cette rougeur et cette pâleur alternatives des différentes parties du
corps ; cette respiration tour à tour fréquente
et lente , facile et difficile ; cette chaleur inégalement répartie ; ce trouble variable dans
les sécrétions et les excrétions ; les fonctions
des sens tantôt exaltées et tantôt diminuées,
souvent perverties ; l'indifférence extrême du
malade sur son état ou les terreurs qui l'agi-
tent, etc. , ne sont-ce pas là autant de preuves
des mouvemens irréguliers et sans ordre qui
accompagnent ce mode nerveux toujours grave
et alarmant.

Les névroses communément désignées sous
le nom de maux de nerfs ou de vapeurs, se
rapprochent beaucoup de l'état précédent ,
avec cette différence que dans la fièvre ataxique ces symptômes affectent une marche

aiguë, et sont presque toujours mortels; tandis que dans les autres, ils sont à l'état chronique, durent quelquefois toute la vie et le plus souvent sont sans danger; car d'ailleurs ce sont mêmes mouvemens irréguliers, mêmes symptômes insolites et bizarres, même désordre des forces sensitives et motrices entre lesquelles il n'existe plus ces heureuses proportions qui caractérisent l'activité moyenne des fonctions.

Le médecin recourant, dans l'un et l'autre cas, à l'emploi rationel et méthodique de délayans, des toniques, des antispasmodiques directs et indirects, modifie l'état des forces, excite à propos les unes, réprime l'intensité des autres, détourne celles qui sont déviées, et les rappelant ainsi à un ordre de distribution égale et régulière, rétablit enfin dans les organes le ton naturel de la sensibilité et de la mobilité.

III. Outre ces élémens principaux des maladies des solides qui naissent des altérations de la force tonique ou vivante qui anime toutes les parties molles du corps humain, il en est encore d'autres dont nous avons maintenant à parler.

Ainsi l'on sait que toutes les parties constituantes d'un solide vivant sont assemblées et retenues par une force de cohésion qui rend leur tenacité fixe et permanente sous l'influence de la vie. Il peut se faire, observe très-bien Dumas, que dans certains cas les mêmes solides condensés par l'accroissement de leur cohésion se resserrent ; d'autre part il est possible que dilatés par l'affoiblissement de leur cohésion, ils se relâchent. Tous les organes peuvent donc offrir les deux états opposés de resserrement et de relâchement.

Il est à remarquer que quoique le resserrement organique du tissu présente de très-grands rapports avec la contraction spasmodique dont il a été fait mention, et que de même le relâchement organique se rapproche beaucoup de l'état d'atonie, toutefois une analyse sévère nous oblige à les séparer, comme des états morbides dont les symptômes et le traitement ne sont point identiques; on sait en effet que les astringens ne sauroient être confondus avec les toniques et qu'un resserrement spasmodique passager n'est point un resserrement organique constant (1).

Si l'âge avancé de la vie, un tempérament sec et mélancolique, les spasmes et la douleur qui n'est peut-être qu'un spasme plus concentré, l'abus des stimulans, des spiritueux, des

______

(1) Voyez Art. Elémens du dictionnaire des sciences méd.

astringens , etc., disposent au premier de ces états ; le second , plus particulier à l'enfance, aux personnes du sexe ; aux tempéramens lâches et phlegmatiques, est l'effet des tiraillemens répétés ; des distensions forcées, de l'abus des huileux, des relâchans, des bains tièdes, etc.

On remédie au tissu trop lâche de la fibre par les bains froids ; les applications astringentes, les frictions sèches , les acides minéraux , le bandage compressif, etc.

On combat sa trop forte cohésion par les bains tièdes, les bains de vapeurs ; les frictions humides, les boissons mucilagineuses et autres moyens relâchans à l'intérieur et à l'extérieur.

IV. Le tissu des solides peut se rompre et donner lieu aux solutions de continuité qui s'observent, quant aux parties molles, dans les excoriations , les plaies , les ulcères, etc., et dans la fracture pour les parties dures.

Il seroit inutile de parler de leur traitement méthodique qu'on trouve décrit dans tous les ouvrages élémentaires de chirurgie ; observons seulement par rapport à la fracture, que ce dernier accident reconnoît ordinairement pour cause le choc d'une puissance qui frappe, pique, coupe, contond et qui est plus forte que la cohésion de l'os, mais qu'il peut être aussi produit par les causes les plus légères, suivant que les os seront devenus plus fragiles par la syphilis, le scorbut, la goutte, le rachitis, la carie ou tout autre vice, de sorte qu'alors il n'est pas besion de cause externe, et que la seule action des muscles a suffi quelquefois pour fracturer les os auxquels ces puissances étoient attachées.

Dans ces cas, indépendamment du traitement externe, il convient de remédier aux vices intérieurs par les divers moyens qui leur sont appropriés et dont l'observation et l'expérience ont constaté l'efficacité.

V. D'autres fois les parties molles abandonnant leur siége à l'intérieur, se déplacent et se manisfestent au-dehors, comme on le remarque dans les hernies du cerveau, dés poumons, de l'épiploon et des intestins, ou bien les surfaces articulaires sortent de leurs rapports habituels et il en résulte des entorses, des luxations et autres dérangemens de situation, déterminés par des causes supérieures à la force naturelle qui tient ces parties solides unies et articulées entr'elles (1).

____

(1) Quelquefois il se fait dans la cavité articulaire, un amas de matières muqueuses, séreuses, purulentes ou autres qui chassent peu-à-peu l'os hors de sa place. Le volume excédent des parties produit le même effet.

Lorsque la hernie du cerveau est molle et qu'elle rentre facilement, on se contente de la contenir par une compression; on applique ensuite quelques toniques pour favoriser une nouvelle ossification.

On provoque la rentrée de la hernie abdominale; mais si des accidens s'y opposent, on les combat auparavant et selon leur nature, par des excitans quand la hernie est ancienne et invétérée, par des émolliens s'il y a irritation et inflammation; d'où l'on passe au *taxis* dès qu'il est possible de le pratiquer.

Les extrémités osseuses qui sont déplacées doivent être réduites. Le régime seul et le repos dissipent ensuite l'engorgement et la douleur qui pourroient subsister. Si la contusion survient comme accident autour des parties luxées, on la dissipe par l'application de la glace ou des compresses trempées dans l'eau-de-vie camphrée, l'eau de savon, etc. Si l'inflammation se développe, on a recours aux émolliens, à la saignée.

On traite de la même manière les entorses.

VI. Dans d'autres circonstances, il y a, comme s'exprime Gaubius, connexion excédente ou union entre des parties qui doivent être séparées, ou cohésion trop forte dans celles où elle doit être plus lâche; de là ces imperforations de l'anus, des parties génitales, de l'urètre , du conduit auditif des narines , des paupières; de là ces ankyloses ; de là ces connexions des doigts, des lèvres, des muscles, des tendons, des viscères, qui étant liés entre eux ou avec des parties voisines, sont gênés dans leurs mouvemens, etc.

Ces affections natives ou accidentelles sont du ressort de la médecine agissante.

VII. Il est possible que les organes solides se remplissent de substances gélatineuses, albumineuses, fibrineuses, graisseuses , terreuses qui oblitèrent leurs tissus ou leurs cavités et deviennent les principes des engorgemens et des tumeurs, des excroissances, des tubercules, des indurations, etc.

L'art s'attache à déterminer la fonte ou l'absorption de ces matières et de ces produits irréguliers, à l'aide des divers remèdes qui agissent soit en excitant l'action des absorbans, soit par un autre mode d'action inconnu et qui leur est propre; de ce nombre sont les sels neutres, les plantes savoneuses, les alkális, l'antimoine, le mercure et leurs combinaisons , la digitale pourprée, les extraits d'aconit, de ciguë, de belladona, de jusquiame blanche , etc. On sait quels sont les avantages qu'a retirés M. Chrestien des préparations d'or contre le squirrhe de l'utérus.

L'opération enlève les tumeurs et les excroissances qui sont à la portée des instrumens chirurgicaux ; les tubercules sont quelquefois détruits 'par la suppuration', mais cela est rare. Une méthode expectante aidée d'un régime approprié suffit quelquefois à arrêter le cours de ces affections organiques dont les progrès finissent toujours par compromettre la liberté de quelques fonctions, et même la vie des malades.

VIII. Enfin l'anatomie pathologique ayant, par son importance, fixé plus particulièrement l'attention des médecins, depuis la fin du siècle dernier et le commencement de celui-ci ; ses recherches ont fait voir les organes décomposés présentant, au lieu de leurs tissus naturels, des tissus fibreux, cartilagineux, fibro-cartilagineux, cellulaire, corné, des ossifications (1), de fausses membranes, des poils accidentels, etc.

---

(1) En parlant des maladies des divers âges, nous avons dit qu'à une époque avancée de la vie et à la suite de la surabondance et de la déviation du phosphate calcaire qui avoient lieu dans le système, on avoit vu les cartilages ; les membranes, les viscères s'ossifier ; des pierres même ont été

L'on a rencontré aussi des productions composées de ces tissus accidentels mêlés confu-

---

trouvées toutes formées en différens endroits du corps et
jusques entre les méninges du cerveau.

Dans d'autres circonstances, et par des effets tout opposés,
on a vu les os éprouver des altérations particulières qui les
convertissoient en une substance molle, flexible et gélatineuse.
Tauvry a fait mention d'une femme qui commença à souffrir
de grandes douleurs dans tout son corps, ne pouvoit plus
ensuite se soutenir sur ses pieds, étoit devenue toute contre-
faite et avoit même décru si sensiblement, qu'en 18 ou 19 mois
de maladie, elle perdit un pied sur sa hauteur. A l'ouverture
du cadavre, tous les os furent trouvés plus mous que de la cire,
hormis les dents qui avoient conservé leur dureté naturelle;
ils étoient plus aisés à couper que les chairs. *Mem. Soc. Roy.
des sc. an* 1700.

Petit a consigné des observations analogues dans les mêmes
mémoires 1722. On en trouve d'intéressantes rapportées dans
les ouvrages de Fabrice de Hilden. Saviard, de Haller, Fo-
déré, etc. ; et tout le monde connoît les exemples de la femme
Suppiot, d'Elisabeth Winckler, de la veuve Mellin, etc.

De tels phénomènes ont lieu ordinairement à la suite d'une
maladie grave interne qui affecte le système osseux. On conçoit, en effet, comment une diathèse acide, par exemple,
qui ne trouvera aucune voie d'excrétion, peut porter ses impressions sur les os, décomposer leur phosphate calcaire et les
convertir en une substance molle et ductile.

Les expériences de Hérissant, de Schéele, de Nicolas de
Nancy, de Fourcroy, de Vauquelin et autres chimistes modernes, en jetant le plus grand jour sur la formation de
ces organes, servent à expliquer d'une manière satisfaisante
ces sortes de changemens survenus dans certains cas pathologiques.

sement ensemble, ainsi qu'on en trouve un exemple dans l'ostéo-sarcome.

On peut consulter les recherches précieuses faites par Bichat, Dumas, Bayle, MM. Chaussier, Dupuytren, Laennec et autres sur ces dégénérescences organiques aussi difficiles à prévenir qu'à guérir, et à l'égard desquelles l'art n'est guère réduit qu'à des secours purement palliatifs.

M. Laennec a surtout publié en l'an 13, dans le journal de médecine et de chirurgie, etc. une classification de ces tissus accidentels qui paroît jusqu'à présent la meilleure.

Il les divise en deux sections. La première comprend ceux qui ressemblent aux tissus naturels de l'économie animale, développés dans des lieux où la nature ne les a point primitivement placés; tels sont les tissus dont nous avons parlé.

La seconde se compose des tissus qui n'ont aucune analogie avec les systèmes naturels à l'économie vivante dans l'état sain ou du moins qui en diffèrent beaucoup plus qu'ils ne leur ressemblent; ceux-ci ont une tendance continuelle à changer d'aspect et à éprouver des modifications qui les dénaturent plus ou moins promptement parce qu'ils sont le siége d'un travail désorganisateur dont l'activité varie , mais ne cesse jamais entièrement.

Ces productions pathologiques sont d'abord d'une consistance ferme , portée jusqu'à la dureté squirrheuse; par la suite elles se ramollissent, puis changent de nature avant de se détruire.

L'auteur range dans cette section, les tubercules, l'encéphaloïde ou matière cérébriforme, et les mélanoses.

CHAPITRE IX.

Des maladies des fluides et de leur traitement.

Quoique le sang soit un, comme disoit Vanhelmont, et que ses différentes parties soient liées entr'elles de manière à former en apparence un tout uniforme et parfaitement homogène , cependant personne n'ignore que de cette source mère émanent plusieurs sortes d'humeurs destinées à des usages importans dans l'économie animale et qui, par les altérations dont elles sont susceptibles, peuvent influer plus ou moins sur l'exercice des fonctions vitales.

1.º Et d'abord le sang lui-même considéré quant à sa partie rouge, se trouvant en masse dans les vaisseaux, donne lieu à la pléthore vraie ou sanguine qu'on observe plus particulièrement chez les personnes d'un tempérament sanguin et douées d'embonpoint; dans l'âge mûr; pendant la grossesse et à l'époque de la cessation des menstrues; à la suite d'alimens trop succulens, d'une diète animale exclusive, de l'abus du sommeil ou d'une vie trop sédentaire, d'hémorragies diminuées ou supprimées, etc.

Les effets de cette pléthore sont un pouls plein, lent et dur, une face colorée et même un peu livide, la propension au sommeil, l'oppression en marchant et un sentiment de pesanteur, de lassitude et d'inertie, des vertiges, des picotemens par tout le corps, des douleurs de tête avec élancemens.

Les hémorragies sont salutaires dans cet état ; l'art y supplée heureusement par les saignées générales et locales, les laxatifs doux et répétés, une diète végétale. Cette sorte de pléthore ne doit point être confondue avec la pléthore rarefactive où la saignée n'offre des avantages qu'accidentellement et qui cède le plus souvent à l'usage d'un air frais et pur, au camphre nitré, aux acides végétaux, aux boissons tempérantes.

Le sang surabondant en matière fibreuse

et concrescible étant mis en jeu, est disposé
à produire la phlogose qui peut être générale
ou locale suivant qu'elle s'exerce sur tout le
système ou sur un organe en particulier.

Les causes qui la favorisent sont la vigueur
du tempérament, l'âge de la jeunesse, l'impression soutenue d'une atmosphère froide et
sèche, les vents du Nord et du Nord-Est souf-
flant au Printemps, l'abus des boissons alcoo-
liques, la suppression et la diminution même
de quelques évacuations sanguines, les boissons prises froides, le corps étant chaud et
tout en sueur, etc.

La fièvre inflammatoire débute souvent de
grand matin et commence par un froid léger
et superficiel, bientôt suivi d'une chaleur
constante, douce au toucher et qui n'affecte
pas le tact d'un sentiment d'âcreté; le pouls
est plein, fort, dur, accéléré; parfois au contraire, il est concentré et fallacieusement mou,
surtout si une forte douleur se fait violemment sentir quelque part; la face est rubi-
conde et très-animée; les yeux sont rouges,
gonflés et larmoyans, ils ne peuvent supporter
la lumière; il y a douleur de tête, tension
des paupières, langue blanchâtre ou rouge;
dyspnée; le système cutané est fortement co-
loré; les vaisseaux sont très-apparens; les

artères temporales et carotides battent fortement et d'une manière très-visible; il y a
douleurs des lombes, sentiment de lassitude,
sommeil court et agité par des rêves légers;
mouvemens convulsifs ou soubresauts; délire
par intervalles; constipation ou déjections
rares et sèches; chaleur halitueuse; urines en
petite quantité et fortement colorées.

Cet état du système est heureusement modifié par la saignée et tout l'appareil du régime
réfrigérant.

II. La physiologie nous apprend qu'il se
forme naturellement dans le corps animal,
une certaine quantité de sucs bilieux dont la
présence, loin d'être nuisible à l'exercice des
fonctions, les maintient, les conserve et assure
leur intégrité. Ce n'est que dans le cas où
ils viennent à prédominer, qu'ils forment un
élément de maladie distinct et séparé des autres, soit qu'on le considère par rapport à ses
causes éloignées, aux individus qui en sont
atteints, aux symptômes qui le signalent ou
à son traitement.

Une chaleur âcre et mordicante, des urines
safranées, des rapports amers et nidoreux, des
vomissemens de matières bilieuses, l'afflux
dans la bouche d'une salive amarescente, une
langue jaunâtre et un cercle pâle verdâtre au

tour des aîles du nez et de la commissure des lèvres; des déjections et des sueurs fétides, le goût des acides et l'aversion pour les substances animales, etc. Tels sont les signes essentiels et variables des affections bilieuses qui règnent en Eté sous un climat brûlant et auxquelles sont plus particulièrement sujettes les personnes adultes, douées d'un tempérament bilieux, et qui abusent des substances animales, des alimens gras, huileux et butyreux.

L'observation journalière prouve que la bile prédominant dans le système , devient la cause matérielle des embarras gastrique et intestinal, des ictères, des cholera, des inflammations et des fièvres bilieuses, etc.
C'est elle qui par son séjour et son épaississement dans la vésicule, donne lieu à des calculs ou concrétions qui la distendent et produisent des cardialgies et des coliques hépatiques violentes.

C'est elle qui par son impression sur les différentes parties du système nerveux, donne naissance à tant d'affections douloureuses , spasmodiques dont les auteurs anciens et modernes nous rapportent des exemples.

La saveur amère de l'humeur biliaire indique assez qu'elle excite les intestins et qu'elle favorise leur action sur les alimens ; il est d'ailleurs reconnu que son stimulus est nécessaire pour entretenir le mouvement péristaltique du tube intestinal , puisque chez les personnes où elle cesse de couler et chez les animaux dont on lie la vésicule, il y a constipation et les matières excrémentitielles sont blanchâtres ou décolorées.

Les correctifs de la dégénérescence bilieuse, sont en général les boissons froides et acidulées par les sucs de citron , d'orange et autres acides végétaux ; les fruits fondans, bien mûrs de la saison , les sucs des plantes chicoracées, les purgatifs acides et tempérans, tels que tamarin , crême de tartre , casse , pruneaux , eaux minérales acidules , etc.

On sait du reste que la bile est susceptible, dans certaines circonstances , de contracter divers degrés d'âcreté qui influent sur sa couleur jaune naturelle et la changent tour à tour en jaunâtre, porracée, verte, bleue et noire ; ce qui établit autant d'espèces de vices dans cette humeur, que les anciens avoient exactement remarquées aussi bien que leurs effets.

III. Il se produit habituellement dans le corps vivant et dans l'état de santé, des sucs muqueux qui n'altèrent pas d'une manière sensible la masse des humeurs , parce que ces sucs sont évacués à mesure qu'ils se forment par un mouvement toujours soutenu et proportionné à leur génération ; mais s'ils affluent en trop grande quantité ou si la secrétion ne s'en opère pas en proportion suffisante, il en résulte un état contre nature et successivement un nouvel ordre de phénomènes morbides.

L'âge puéril, le tempérament lymphatique, une vie molle et sédentaire, les passions tristes de l'âme, l'abstémie, l'habitation des lieux bas, humides et marécageux, la saison de l'Hiver, la température froide et humide de l'atmosphère, la suppression de quelque évacuation pituiteuse par la bouche, les narines ou les selles, l'abus des bains tièdes après le repas, et celui des farineux non fermentés, etc. Telles sont les causes prédisposantes et occasionnelles de ces affections qui, identiques quant au fond, se reproduisent à nos yeux sous des formes multipliées d'après les différens siéges qu'elles occupent.

C'est sous la dépendance de la constitution muqueuse que l'on doit ranger les fluxions habituelles à la tête, et ces tumeurs au cou si familières au premier âge, les aphtes qui assiégent l'intérieur de la bouche, la fausse péripneumonie, ainsi désignée par les auteurs, les fièvres gastro-muqueuses auxquelles s'al-

lient le plus souvent les affections vermi-
neuses, et la fièvre muqueuse générale, appelée par ceux-ci rhumatismale maligne, par
ceux-là, fièvre lymphatique, et si bien décrite par Huxham sous le nom de fièvre lente
nerveuse.

Cette même fièvre que les anciens désignè-
rent par celui de fièvre pituiteuse, se reconnoît par les symptômes suivans : pâleur de
la face, chaleur peu augmentée, secrétion
plus grande d'un ou de plusieurs tissus muqueux, pesanteur douloureuse des membres,
urines pâles, exacerbation le soir, bouche
fade, visqueuse, langue recouverte de mucosité, soif légère; pouls presque semblable à
celui de l'état sain, toux légère avec expectoration muqueuse, somnolence, rêves fatiguans,
sens obtus, morosité, type plus souvent rémittent et continu qu'intermittent.

Les affections muqueuses ne présentent
point dans leur cours, cette énergie de mouvemens et cette exaltation des propriétés vitales
du système sanguin, compagnes ordinaires
des maladies inflammatoires et bilieuses; tout
concourt à prouver au contraire que la nature
est peu active dans leur solution ; la coction
s'y opère d'une manière lente et tardive ; les
crises sont le plus souvent partielles. Ce défaut

de réaction contribue à les rendre réfractaires aux secours de l'art.

On sait combien il est ordinaire de voir, dans la pratique, la dégénération des sucs muqueux, lymphatiques, compliquer, entretenir les maladies rebelles de la peau et du système absorbant, les douleurs froides articulaires; les fièvres intermittentes opiniâtres, et autres maladies de long cours.

Les correctifs de cet élément sont les toniques, les fondans et les incisifs, intercalés par les évacuans appropriés.

IV. Indépendamment des altérations humorales dont on vient de parler, l'observation nous force à reconnoître un état de putridité dans le sang, dont les phénomènes sévérement analysés, semblent constituer un ordre d'affections distinctes et séparées des précédentes.

Cette putridité sur laquelle on doit s'expliquer ici, paroît avoir reçu différentes significations chez les auteurs. Les anciens la prenoient dans une acception générale et comme exprimant des altérations profondément établies dans les humeurs; on voit qu'ils en reconnoissoient de quatre sortes qu'ils rapportoient au sang, à la bile, à la pituite et à l'atrabile; c'est dans ce sens qu'on doit l'entendre lors-

qu'ils divisoient leurs synoques en putrides
et en non putrides, suivant que les fièvres
étoient humorales ou nerveuses.

Les modernes ont donné le mot de putride
à un état de saburre et à des levains viciés
et corrompus (résultat d'un mélange d'alimens
mal ou non-digérés avec des matières bilieuses
et muqueuses), qui par leur séjour dans les
premières voies, occasionnent des embarras
gastrique et intestinal, la fièvre et ses redoublemens; et telle est la signification qu'y
attachoient les Gouraigne, les Fizes, les La-
zerne; c'est dans le même sens que paroît
s'en être servi Tissot, comme il est aisé de
s'en convaincre en lisant la description que
ces auteurs nous ont donnée de la fièvre
putride dans leurs ouvrages.

Plus généralement on est convenu aujour-
d'hui d'entendre par le mot putride cet état
du système que caractérisent un pouls petit,
mol, enfoncé et inégal; une langue sèche et
pleine d'aspérités; des dents et des lèvres recouvertes d'un limon épais et d'une couleur
brune ou noire; des yeux ternes, des hémorragies d'un sang dissout et des taches sur la
peau; une odeur fétide s'exhalant par l'haleine
et les excrétions, le sang tiré de la veine d'un
rouge vermeil et sans consistance, etc.

L'impression d'une atmosphère chaude et humide soutenue, un air vicié par les exhalaisons de substances animales et végétales en putréfaction, l'abus de la saignée ou de remèdes trop échauffans dans certaines maladies, une diète animale exclusive, les passions tristes de l'âme, etc., sont les causes de cet état toujours fâcheux, signe évident de la dégénérescence des liqueurs, qui se trouvant naturellement lié à une grande dépression des forces, a reçu pour cette raison, dans une Ecole célèbre, le nom d'adynamie.

Les correctifs sont les toniques alliés aux antiseptiques parmi lesquels on donne la préférence aux acides minéraux.

Si l'on considère l'état du sang chez les scorbutiques, les taches de diverses couleurs qui recouvrent le système dermoïde, les hémorragies fréquentes et les épanchemens sanguins dans les interstices cellulaires des parties tant internes qu'externes ; la fétidité de l'haleine et des excrétions, avec l'astenie musculaire, les syncopes, un pouls petit et déprimé, etc. Ne sera-t-on pas tenté de reconnoître une identité de principe dans la formation des deux maladies, avec cette différence que dans le scorbut, la marche et les progrès du mal sont lents et gradués, tandis que la fièvre

putride ou adynamique tend toujours rapidement et avec danger vers sa fin.

V. La sérosité sert de véhicule, comme il
a été déjà dit, aux liqueurs animales; elle les
tient dans un état de dissolution convenable;
elle adoucit et tempère leurs qualités, forme
une partie considérable du sang, de la bile,
des fluides muqueux et lymphatiques qui en
contiennent de justes proportions.

Lorsque ce principe retenu ou formé en excès
dans le corps, n'est point absorbé en proportion suffisante, on conçoit que des dérangemens devront nécessairement s'en suivre; les
effets de cette surabondance seront de relâcher
le ton naturel des parties et de s'opposer à
l'action des organes, de causer des diarrhées
séreuses, des affections comateuses, des hydropisies, etc.

Cet état se connoît par un tempérament
lâche et phlegmatique, par des chairs bouffies
et flasques, une face décolorée, des yeux lan-
guissans, des urines crues, pâles et sans sédiment, et par les autres signes si bien décrits
par Charles le Pois; on sait d'ailleurs s'il y
a quelque excrétion séreuse de diminuée ou
supprimée, ou si le malade faisoit un trop
grand usage de boissons aqueuses.

On guérit cette diathèse par les hydragogues, les diurétiques et les sudorifiques soutenus par une diète sèche consistant en beaucoup de rôti et peu de bouillons, de potages et de boisson ; on en prévient les récidives par l'exercice, les toniques et les amers.

Si la sérosité peut pêcher par excès en certains cas, il en est d'autres où elle dégénère et contracte des altérations intimes qui la rendent nuisible et tout-à-fait impropre aux usages qu'elle doit remplir ; c'est ainsi que par son âcreté portant ses impressions sur des nerfs mobiles et trop irritables, elle donne lieu à des affections spasmodiques et douloureuses qui entraînent après elles le trouble, l'agitation, la fièvre, l'insomnie et autres désordres auxquels l'art ne remédie que par l'emploi des adoucissans, du laitage et d'un régime choisi, aidés de l'application des exutoires qui sont doublement utiles en donnant issue à l'humeur âcre et en établissant au-dehors des, foyers d'irritation au préjudice de ceux qui avoient lieu dans l'intérieur.

VI. En parlant des humeurs animales, le lait ne devoit point être oublié comme entrant dans l'énumération des causes qui jouent un grand rôle dans la production des maladies. On sait d'abord que cette liqueur précieuse destinée par la nature à la conservation

de l'enfance, devient, lorsqu'elle pêche par
excès ou par défaut, la source d'une infinité
de dérangemens et pour la mère et pour l'individu auquel elle a donné le jour; mais en
outre, quels désordres n'en résulte-t-il pas
si cette humeur venànt à se dévier de sa route
ordinaire, se porte dans telle ou telle capacité
du corps, s'infiltre dans le tissu cellulaire des
parties, se mêle avec le sang; tantôt ce sont
des péripneumonies , des phthisies, des vertiges, des manies dont Puzos nous a rapporté
des exemples; tantôt des éruptions cutanées
anomales; tantôt des douleurs rhumatismales
errantes ou fixes; dans d'autres cas une fièvre
lente qui consume les malades, ou une véritable chlorose laiteuse, une œdématie, une
anasarque se terminant quelquefois par des
épanchemens laiteux , par des dépôts, etc.,
redoutables résultats de l'action d'une humeur
naturellement si douce et si bénigne et toutefois si redoutable dans sa dépravation.

Le traitement méthodique consiste dans
l'emploi expérimental des altérans, des diurétiques, des purgatifs, des sudorifiques.

Personne n'ignore la méthode de Doulcet
et du succès qu'il en obtint dans la fièvre
puerpérale dont un des symptômes formida-
bles est la déviation plus ou moins soudaine

et l'épanchement de la matière laiteuse pour l'ordinaire dans la capacité abdominale.

VII. A ces diverses altérations humorales, n'oublions point de joindre les différens vices spécifiques de la constitution, herpétique, scrophuleux, syphilitique, rhumatismal, goutteux, cancéreux, etc.

Ces différens vices agissant par une irritation proportionnée à leur force dans les parties qui en reçoivent immédiatement l'impression, se distinguent par une série de symptômes propres qui sont relatifs à la nature et aux qualités de chaque vice.

On les appelle d'ailleurs spécifiques, parce qu'il est une classe de médicamens qui les combat spécifiquement.

Telles sont les affections élémentaires du système vivant, dont je viens d'exposer le rapide tableau. Je les ai considérées isolément et avec ces caractères distinctifs et propres à chacune d'elles, qui ne permettent point au praticien attentif de les méconnoître. Appelé à les traiter, celui-ci n'auroit rien à désirer sans doute, si les maladies qui s'offrent à ses yeux, se présentoient toujours dans le même état de simplicité et d'isolément. Simples comme elles, les indications seroient faciles à remplir et l'ap-

plication des moyens curatifs aisée à faire.
Mais tels sont les rapports qui lient ensemble
les fluides et les solides que le plus souvent
les affections des uns entraînent celles des
autres, et rien de plus ordinaire que de voir
marcher simultanément la douleur et la phlogose, l'éréthisme et l'état bilieux, l'atonie et
la putridité, etc.

.. Souvent aussi, au lieu de deux élémens
qu'il s'agit de combattre, on en compte jusqu'à
trois et quatre réunis chez un même sujet,
et qui compliquant la maladie, rendent les
indications (1) multiples et par là même plus

____

(1) Nous avons divisé ailleurs les indications en passives
et en actives ; celles-ci sont curatives quand on se propose
de guérir la maladie ; palliatives lorsqu'on se propose de l'atténuer ; et préservatrices ou prophylactiques , s'il s'agit seulement de la prévenir.

Les indications ont été aussi divisées en rationnelles et en
empyriques. Dans les premières l'indiquant et l'indiqué sont
déduits d'après le raisonnement. Les secondes ne sont fondées que sur l'expérience, sans s'occuper ni de la nature de
la maladie, ni de la propriété des médicamens.

Il y a encore d'autres divisions scolastiques des indications ;
on les dit simples quand il n'y a qu'un seul objet à remplir ;
composées lorsqu'on a plusieurs accidens à calmer, que l'on
peut efficacement combattre par des moyens analogues ; compliquées lorsqu'il y a plusieurs indications à remplir qui semblent se contrarier et exiger des remèdes opposés ; urgentes
lorsqu'il est question de remédier à des accidens qui peuvent
déterminer une mort prochaine.

difficiles à remplir. Que fait, en ces cas, un médecin prudent et éclairé? il soumet avant tout, cette maladie à une analyse froide et sévère, la décompose dans ses élémens, tâche de découvrir quelle est l'affection primitive, quelle est celle qui prédomine, jusqu'à quel point elles dépendent l'une de l'autre, et par de telles précautions, embrassant dans toute son étendue le plan de conduite qu'il doit tenir, il évite les inconvéniens graves que n'eût point manqué de produire un traitement fait sans méthode et sans discernement.

Mais du reste, quels que puissent être les moyens curatifs mis en usage, soit que par ces moyens, le médecin ait pour objet de

---

MM. Pinel et Brichetean ont divisé les indications en quatre principales, savoir :

L'indication fondamentale qui se déduit immédiatement de la connoissance exacte de la nature, des causes et de la marche de la maladie.

L'indication accessoire qui ne présente qu'un ensemble de symptômes d'une importance secondaire dans une maladie quelconque.

L'indication occasionnelle ou éventuelle qui naît ordinairement du changement de caractère de la maladie ou d'un épiphénomène survenant à telle ou telle époque de son cours.

Enfin l'indication symptomatique qui est relative aux symptômes de la maladie les plus redoutables, que le médecin est réduit à la nécessité de combattre, n'ayant pas des détails suffisans sur cette maladie pour en déduire l'indication fondamentale.

préparer, de faciliter, de fortifier les mouvemens spontanés de la nature qui tend à
opérer la guérison et qui affecte une marche
réglée et salutaire; soit que décomposant la
maladie en ses élémens (sans avoir égard à
la nature qu'on ne peut livrer à ses efforts),
il attaque ces mêmes élémens par des moyens
proportionnés à leurs rapports de force et
d'influence (1); soit encore qu'il se propose
de changer la forme d'une maladie, ou pour
s'expliquer plus clairement, d'en provoquer
le développement régulier, toujours c'est une
vérité incontestable que les remèdes qu'il
administre, considérés dans leurs résultats,
et quant aux effets qu'ils opèrent, doivent être
rapportés à deux principaux, celui d'agir en
déterminant des évacuations sensibles, ou
celui par lequel ils changent et modifient
l'état du système vivant sans produire aucune
évacuation marquée et apparente; d'où il résulte deux méthodes de traitement, l'une
évacuante et l'autre altérante, auxquelles il
faut en joindre une troisième (conformément
à la division des médicamens que j'ai établie
ailleurs); savoir la méthode spécifique qui
consiste à employer contre certaines maladies

---

(2) J'entends parler ici de la méthode analytique dont le
Professeur Dumas a fait l'application aux maladies chroniques.

déterminées, non des remèdes spécifiquement propres qui aient la propriété de guérir ces maladies dans toutes les circonstances et chez tous les individus, puisqu'il est certain qu'il n'existe aucun remède de ce genre en médecine ; mais seulement des médicamens dont l'observation et l'expérience semblent avoir consacré les avantages et l'efficacité contre ces maladies déterminées plutôt que contre d'autres. C'est ainsi que nous employons à titre de spécifiques, le quinquina dans les fièvres, le mercure dans la syphilis, l'opium pour calmer les douleurs, parce qu'une longue suite de faits nous a fait connoître la propriété qu'avoient ces substances de produire des effets favorables dans ces affections.

D'après le plan sur lequel a été conçu et exécuté le nouvel essai médical que nous avons mis au jour, on a pu voir que notre intention n'a été que d'exposer des généralités sur les maladies, d'indiquer les sources principales d'où elles dérivent, et d'établir sur ce qui les concerne les principes les moins contestés et les plus universellement reçus. Des détails et des développemens devenoient étrangers à notre sujet et ne pouvoient naturellement trouver place dans un traité purement élémentaire. Ils sont reservés pour servir de matériaux à un ouvrage de plus longue haleine que nous destinons à voir bientôt le jour et où nous nous sommes proposés le double objet d'être utiles aux élèves dont les intérêts nous seront toujours chers, et à cette classe estimable de médecins et de chirurgiens qui, lancés dans la carrière d'une pratique journalière et pénible, ne pouvant employer à l'étude et à des recherches un temps précieux qu'absorbent les nombreuses occupations de leur état, seront bien aises de trouver sous la main un traité renfermant le tableau fidèle des maladies les plus usitées, et leur offrant à côté d'une théorie toujours d'accord avec les principes consignés dans nos Ecoles modernes, les méthodes de traitement les plus conformes aux règles d'une saine thérapeutique.

Dans le nouveau plan que nous suivrons et qu'on voudra bien considérer plutôt comme un moyen propre à mettre de l'ordre dans les matières que nous traiterons, que comme un système nosologique que nous ayons la prétention de vouloir former, les maladies seront divisées en deux classes :

La première sera relative aux maladies des systèmes viscéraux ou particuliers.

La seconde comprendra celles qui affectent les systèmes généraux.

Dans un ouvrage qui n'a pour objet que l'utilité, on sent qu'il importoit bien moins de parler de ces maladies rares et singulières où la curiosité semble presque seule intéressée, que de celles qu'il est le plus essentiel de connoître, précisément parce qu'elles se présentent à chaque instant dans la pratique. Cependant nous ne pourrons nous dispenser de dire un mot des maladies récemment connues et décrites, ainsi que des nouveaux remèdes qu'une expérience éclairée nous a appris à leur opposer avec succès.

Il ne sera point fait mention d'une affection chronique sans entrer en même temps, lorsqu'il sera nécessaire, dans des détails historiques sur ce qui la concerne ; on indiquera surtout, par rapport à elle, les sources pures où l'on doit puiser, et les meilleurs auteurs anciens et modernes, nationaux et étrangers qui méritent d'être consultés; objet d'autant plus important sans doute pour celui qui se livre à l'étude de la médecine, que c'est d'un bon choix en ce genre que dépendent le plus ordinairement ses progrès en cette science.

Nous ne nous contenterons pas de faire connoître les symptômes essentiels à une maladie; nous les distinguerons soigneusement aussi de ceux qui ne sont qu'accidentels et équivoques ; les mêmes signes peuvent être, comme on sait, communs à plusieurs maladies; les signes pathognomóniques seuls les caractérisent et en font la véritable différence.

L'énumération des causes ne sauroit être oubliée, et nous n'aurons garde de les passer sous silence. Si on trouvoit quelquefois que nous nous sommes trop étendus sur cet article, on nous le pardonnera en considérant que c'est l'étiologie d'une maladie que le médecin a le plus grand intérèt à connoître, que c'est la cause qui éclaire sur le mode de traitement, que sans elle l'homme de l'art erre en aveugle et ne porte que des coups incertains et mal assurés ; qu'elle seule, en un mot, est la véritable source des indications curatives.

Mais suffiroit-il au médecin d'avoir déterminé la nature d'une maladie, ne doit-il pas autant pour sa réputation que pour calculer la juste mesure de ses craintes ou de ses espérances, savoir lire dans l'avenir et y démêler à travers le voile sombre qui le couvre, l'issue heureuse ou malheureuse de l'affection morbide qu'il est appelé à traiter ; c'est pourquoi nous ne ferons jamais l'histoire d'une maladie, sans parler en même temps des signes pronostics qui en complettent le tableau.

Enfin la thérapeutique aura son tour; nous

parlerons d'abord des remèdes généraux relatifs à la maladie dont il sera question, ensuite de ceux qui lui sont plus spécialement
consacrés par l'observation et l'expérience;
passant par degrés des moyens plus foibles,
aux moyens plus actifs et plus énergiques.

Leur mode d'exhibition, leurs doses, leurs
indications et contre-indications formeront
autant d'objets essentiels et dignes de toute
notre attention.

Après avoir exposé, par rapport aux maladies, leur traitement dogmatique, nous
parlerons, s'il y a lieu, des méthodes empyriques dirigées contr'elles et des heureux
succès qu'on en a obtenus.

Du reste nous nous abstiendrons de pro-
diguer les formules pour plusieurs raisons;
parce qu'il est aisé d'en composer; parce que
les matières médicales en regorgent; parce
qu'il n'est pas jusqu'au plus petit manuel de
pratique qui ne soit muni de son formulaire.
Si l'on en trouvoit cependant quelques-unes
d'insérées dans le cours de l'ouvrage, nous
attestons par avance qu'elles ont été puisées
dans les meilleurs auteurs, ou que nous les
avons vu employer avec succès par des médecins célèbres, ou que nous en avons éprouvé
nous-mêmes l'efficacité.

Puisse ce nouveau travail, en paroissant au jour, être couronné de quelque succès; puisse-t-il surtout n'être pas sans utilité pour la science et pour l'humanité. Ce double but auquel nous aspirons, sera la récompense la plus douce et la plus flatteuse de nos efforts.

CHAPITRE X.

Du régime diététique dans les maladies.

La diététique est un des plus grands moyens médicinaux qui soient entre les mains du praticien. Les maladies peuvent être guéries sans le secours des remèdes, elles ne sauroient l'être sans le régime. Cette science concourt puissamment, soit à l'effet des moyens médicateurs, soit au travail de la nature abandonnée à ses propres efforts. En vain se promettroit-on la guérison d'une affection fébrile, sans recourir à la diététique; loin de l'obtenir, l'état du malade risqueroit de s'aggraver de plus en plus; prescriroit-on même un émétique, un purgatif, une saignée, sans faire observer un régime convenable, et prendroit-on en ce cas de la nourriture plutôt ou en plus grande quantité qu'elle n'a été prescrite, s'exposeroit-

, on sans précaution à l'air froid, humide, etc.

Combien de maladies qui n'ont pris une issue funeste que parce que le sujet craignant de manquer de forces, cherchoit à se ranimer par des alimens excitans, ou des boissons échauffantes.

Si les anciens moins riches que nous en matière médicale obtenoient toutefois de plus heureux succès auprès de leurs malades, n'en doutons pas, c'est à la diététique, c'est à l'observation exacte des règles qu'elle prescrit qu'il faut les rapporter.

L'air qui entouroit le malade, observe M. Barbier, l'appartement qu'il occupoit, la nourriture qu'il prenoit, l'exercice auquel il se livroit, le lit dans lequel il étoit, etc., devenoient pour le médecin de l'antiquité autant de circonstances auxquelles il donnoit une activité particulière, et dont il se servoit comme d'agens médicinaux pour exciter les forces ou pour modérer leur excitation, pour déterminer enfin les changemens organiques qu'il jugeoit devoir être avantageux.

Aussi le médecin moderne qui consultant sur ce point les ouvrages d'Hippocrate, d'Aretée, de Celse, de Cœlius Aurelianus, d'Alexandre de Tralles, saura marcher sur les traces de ces grands modèles, et les imiter, aura l'avantage, comme l'a dit avec raison M. Giraudy, de conserver plus de forces à la nature, d'économiser le temps et la fortune du malade, et obtiendra des succès tout à la fois plus complets et plus fréquens.

La diététique ne se réduit point à régler l'usage des alimens, comme on l'a prétendu, elle s'occupe encore de régler l'influence qu'exercent sur le corps malade, les choses appelées par les anciens non naturelles; elle adoucit ce qu'elles pourroient avoir de nuisible, elle change leurs qualités actuelles, et les rend par là, favorables aux intentions du praticien.

Obligés de nous circonscrire dans une matière aussi vaste, nous nous bornerons à quelques réflexions sur l'air, les alimens, et l'exercice dans le traitement des maladies aiguës et chroniques.

Quant aux premières, on n'ignore point que c'est une chose essentielle de tenir sans cesse purifié et renouvelé, l'air des appartemens des malades, pour les garantir des exhalaisons qui sortent de leurs corps et de leurs excrétions, et qui doivent nécessairement vicier l'atmosphère où ils respirent, surtout lorsque ces appartemens sont moins spacieux, moins exposés à un bon air, et qu'ils ont moins d'ouvertures pour lui donner un libre accès.

On a pu remarquer qu'à mesure que l'air est extrêmement mal sain, les malades ont de l'inquiétude, des anxiétés, leur respiration devient plus gênée, plus laborieuse; on ne sauroit donc prendre trop de soin pour empêcher qu'ils ne soient placés dans une habitation trop petite, dans un air trop peu renouvelé, corrompu et trop chaud.

Si l'air trop riche en principes oxigénés est nuisible dans les affections sténiques des poumons, dans les catarrhes violens, dans les péripneumonies et les phthisies sèches, ce fluide ne le sera pas moins dans un état contraire, et lorsque son énergie sera trop diminuée par l'absence de ces principes vivifians, il faudra nécessairement la lui restituer par l'emploi de tous les moyens que prescrivent la physique et la chimie.

On ne peut également trop faire attention à la manière dont les malades sont couverts dans leurs lits; ils ne doivent l'être précisément qu'autant qu'il le faut pour leur procurer une chaleur tempérée; on ne doit pas non plus les retenir continuellement au lit pendant le temps de leur maladie; on sait que Sydenham louoit beaucoup, la méthode de les faire sortir de leur lit, et même de les tenir levés quelques heures dans la journée. Il avoit observé que cette pratique étoit le meilleur moyen d'abattre la véhémence de la fièvre, de diminuer la mal de tête, les revéries ou le *coma* dont ils étoient affectés.

Nous remarquerons ensuite par rapport aux alimens, que dans les maladies aiguës, l'appétit est tellement diminué, que les malades bien loin de les désirer, les ont au contraire en aversion; nous remarquerons encore que l'état saburral des premières voies et de l'estomac en particulier, s'oppose à la digestion des substances alimentaires qu'on feroit prendre en pareil cas, et qui acquérant plus d'âcreté par la continuité de la fièvre, donnent lieu à nombre d'épiphénomènes qui ne font que l'aggraver. La raison dicte donc la nécessité de s'abstenir d'alimens dans ces temps de trouble où ils ne serviroient qu'à entretenir les mauvais levains, et de n'y avoir recours dans la suite que quand les malades les demandent, et que les premières voies étant libres il y a lieu de présumer, que donnés en petite quantité et avec choix, leur usage ne pourra que fortifier, et rétablir les organes digestifs.

On sait que le Père de la médecine employoit

pour boisson favorite dans les maladies aiguës, une décoction d'orge qu'il savoit rendre plus ou moins épaisse et nourrissante, selon les différens effets qu'il vouloit produire. Deux avantages résultoient de cette tisane ; d'une part le mucilage de l'orge formoit une nourriture légère et suffisante, dans les circonstances où il ne falloit point accabler les organes, mais simplement subvenir à l'entretien des forces, et de l'autre l'acescence dans laquelle tourne spontanément ce mucilage, corrigeoit en grande partie le penchant à l'alkalescence si naturel aux humeurs dans les maladies fébriles ; c'est dans cette dernière vue qu'Hippocrate conseilloit, en certains cas, une boisson oximelisée, où le vinaigre étoit toujours en plus grande proportion que le miel.

Les médecins de nos jours ne s'écartent point de cette méthode lorsqu'ils recommandent une nourriture légère, telle que les bouillons de pain ou d'herbes, alternés avec les crêmes d'avenat ou de riz. Leur observation leur a appris que les bouillons gras dont on a trop long-temps et trop généralement abusé, étoient plus nuisibles qu'avantageux.

En effet, dans des fièvres où l'haleine est puante, l'amertume et la pourriture de la bouche extrêmes, où tout aliment pris du règne animal répugne ; on conçoit que le bouillon de viande ne pourroit, en se corrom-pant par la chaleur même de la fièvre, que devenir bientôt une nouvelle cause d'irritation propre à faire naître des vomissemens, des diarrhées, et à favoriser toujours davantage la dégénération septique des humeurs, quoiqu'on prenne plus ou moins la précaution de corriger cette tendance humorale par l'addition du suc decitron, ou de quelques plantes aces-centes propres à cette fin.

Suivant la doctrine d'Hippocrate, l'inter-valle des paroxysmes, ou au moins le relâche-ment de la fièvre, est le temps le plus propre à faire prendre quelque nourriture aux ma-lades. On doit en donner peu et souvent, afin que la nature ne soit point accablée du poids dont on la chargeroit en une fois. Mais la quantité dans chaque cas doit être réglée sur la durée de la maladie, sur l'âge et le tempérament du malade, sur la violence du mal, sur la saison de l'année, et le climat.

Sur la durée de la maladie ; car plus une maladie paroît devoir être courte et aiguë, moins il faut donner d'alimens et moins la diète doit être nourrissante. La maladie, disoit le grand Boerhaave, est semblable à un far-deau, les forces du malade à la personne qui doit le porter, et la durée de la maladie à la longueur du chemin qu'elle doit faire. Or comme on ne peut savoir si la personne qui doit porter le fardeau est en état de le faire, à moins qu'on ne sache auparavant le poids, les forces du porteur, et la longueur du chemin; de même dans les maladies est-il impossible de dire quels seront les alimens nécessaires pour mettre un malade en état de résister à la maladie, à moins que l'on ne connoisse toutes les circonstances qui l'accompagnent. Il faut donc avant toutes choses qu'on soit instruit de la durée d'une telle maladie et des forces du malade, afin de pouvoir donner les ordres convenables relativement au régime de la nourriture.

Sur l'âge et le tempérament du malade; car les jeunes gens sont moins capables d'abstinence que les personnes avancées en âge, et ceux qui ont vécu au gré de leur appétit, moins que ceux qui ont toujours mené une vie sobre.

Sur la violence de la maladie; car il faut que les alimens soient plus légers et plus foibles, lorsque la maladie est à son apogée, et qu'ils soient plus nourrissans lorsque la maladie tend vers sa fin. La raison en est évidente; puisque depuis le commencement de la fièvre jusqu'à son apogée, la digestion devient toujours plus foible et le corps se dérange de plus en plus, et qu'après ce temps là les choses commencent à se rétablir, le régime doit donc être plus nourissant à mesure que les facultés digestives sont plus fortes, et que le corps approche davantage de l'état de santé.

. Enfin sur la saison de l'année et la température du climat; il est démontré par l'expérience générale qu'il faut moins de nourriture et qu'il la faut plus légère dans les saisons et les contrées chaudes que dans les froides. Clerc avoit observé que les Allemans, les Polonais et les Russes, supportoient difficilement une diète sévère, dont s'accommodoient les Cosaques, les Géorgiens, les Persans et les Grecs, qu'il avoit eu occasion de traiter en Russie. Il en est de même des peuples d'Italie, comme l'ont observé les médecins de Bologne, de Rome, de Florence et de Naples.

. Ces règles dont nous sommes redevables à Hippocrate sur le régime alimentaire, dans le plus grand nombre des maladies aiguës, ont tellement été confirmées par l'expérience, qu'elles sont encore suivies aujourd'hui par la plupart des médecins dogmatiques. C'est sur ces mêmes règles que De Haën avoit entièrement fondé sa pratique. Persuadé de la nécessité de résister à la putrescence qui a tant de propension à se développer dans les pyrexies, il ajoutoit à la tisane d'orge les sucs acides de citron, de grenade, et la crème de tartre ou l'oseille aux bouillons qu'il prescrivoit communément. Dans les maladies aiguës qu'il prévoyoit être de certaine durée, et dans celles qui tournoient à leur fin, il faisoit macérer avec le bouillon, du pain blanc bien cuit et bien levé. Il donnoit des pommes ou des poires cuites à l'eau, ou des pruneaux également cuits à ceux dont la maladie n'étoit pas bien grave ou dont les forces demandoient à être soutenues. Quand les évacuations critiques étoient cessées et que les malades avoient été purgés, s'il le jugeoit convenable, il donnoit des bouillons de viande insensiblement de plus forts en plus forts.

Ce n'est en effet que vers la fin de la maladie quand la fièvre a déjà disparu, et que l'indication majeure est de soutenir les forces abattues, qu'on peut accorder des bouillons plus restaurans et plus substantiels; dans nos contrées on est même dans l'usage d'épaissir les bouillons gras avec quelques cuillerées de purée de lentilles ou de pois, d'y ajouter successivement un peu de riz ou une tranche de pain, et de donner ensuite quelques biscuits trempés dans le bon vin vieux.

A mesure que le malade fait des progrès vers sa convalescence et se rétablit, sa nourriture ne se compose plus que d'alimens solides, mais alors même il doit s'astreindre exactement aux règles de la sobriété ; c'est pour s'en écarter trop souvent que l'on s'expose à des rechutes malheureuses, et d'autant plus préjudiciables, que les forces vitales déjà épuisées par la maladie qui a précédé, ne sauroient suffire à repousser une attaque nouvelle.

Mais c'est surtout dans les maladies de long cours que le régime forme un des points importans du traitement. Sydenham éveille à cet égard l'attention des médecins, lorsqu'il les avertit que tous les moyens médicateurs seroient insuffisans pour la guérison des affections chroniques, si on ne les seconde par un régime sévère. Les affections qui le plus souvent sont comme identifiées avec la constitution des humeurs et des organes, ne peuvent être guéries que par une sorte de rénovation générale du système vivant. Les praticiens pourroient nous citer des exemples de maladies opiniâtres qui se sont dissipées insensiblement par l'unique précaution de nourrir les malades avec les légumes et les plantes potagères, et il n'est point rare de voir des personnes qui, après avoir inutilement employé beaucoup de médicamens, ont vu leurs maux cesser parce qu'elles changeoient tout à coup de nourriture et qu'elles adoptoient un régime insolite.

Celui auquel sont soumis les malades qui sont en butte à des affections chroniques, consiste en général en des alimens tendres et faciles à digérer, tels que le mouton, le veau, l'agneau, les viandes blanches bouillies ou rôties, le bon poisson frais de mer ou de rivière, cuit à l'eau ou sur le gril, le bon jardinage et les végétaux doux cuits sans beaucoup d'apprêt, les fruits fondans bien mûrs, pris avec sobriété. L'eau rougie avec le bon vin vieux forme la meilleure boisson.

Quelques réflexions sur ces divers articles ne seront point hors de saison.

Leurs mauvaises qualités en fait d'aliment font exclure le bœuf, le porc, les viandes noires, salées ou fumées, les fritures, les pâtisseries, ainsi que les légumes secs, les pommes de terre, les châtaignes, le fromage, etc; leur digestion lente, pénible et laborieuse ne produiroit qu'un chyle mal élaboré qui disposeroit aux obstructions, à la cachexie, à l'hydropisie, etc.

En général les poissons gras et visqueux, ceux qui vivent dans des eaux stagnantes et bourbeuses, qui habitent le limon des fleuves, des rivières, des étangs, sont plus difficiles à digérer que les autres, et fournissent un aliment d'une qualité inférieure à ceux qui s'exercent fréquemment dans les fleuves et les rivières, en un mot dans les eaux claires et courantes : ceux-ci ainsi que les poissons de mer frais et non salés, sont au contraire légers et très-nourrissans, ainsi que l'avoit déjà dit Hippocrate. *De diœtâ, lib.* 11.

Les plantes potagères qu'on sert sur nos tables méritent la préférence, et on doit insister sur leur usage, lorsqu'on se propose par la nature des remèdes qu'on emploie, de dépurer le sang, de diviser, d'atténuer des sucs lymphatiques trop épais, de rouvrir les couloirs biliaires, de favoriser les secrétions et les excrétions; c'est alors que trouve naturellement sa place ce précepte d'Aretée: que les alimens dont vous vous servirez pour nourrir les malades soient variés, afin que vous puissiez toujours en trouver qui, par le caractère de leur impression sur les organes, par les effets qu'ils produiront, s'accordent avec les médicamens que vous administrez : *Alimenta varia sunto, specieque medicamentis similia : quin etiam in cibis medicamenta reperiuntur.*

Sans doute l'usage modéré du vin, par sa

vertu tonique, ne peut être que très-avantageux
dans les affections chroniques, où les diges-
tions sont toujours plus ou moins foibles et
imparfaites; mais il ne convient jamais mieux
qu'étant mitigé par l'eau. Pris pur et immo-
dérément, il crisperoit et dessècheroit la fibre,
s'opposeroit au libre développement des forces
et à la solution des maladies.

C'est pour la même raison que sont proscrits
les aromates, les épiceries, le café pur, les
liqueurs et autres boissons ardentes et incen-
diaires.

On doit conclure de ce qui vient d'être
dit, que loin d'être étranger à la trophologie,
le médecin doit connoître les qualités des
divers alimens et les effets qui suivent leur
emploi, afin que dans le traitement des affections morbifiques, la nourriture ne soit pas
nuisible en aggravant les symptômes, mais
plutôt qu'elle devienne une partie intégrante
de la méthode curative.

Un exercice régulier et modéré, notamment
en promenades à la campagne (1), agit sur
le moral et donne à l'âme une sorte d'hilarité

______

(1) L'air qu'on y respire est plus pur, plus oxigéné, plus
dégagé des vapeurs qui le surchargent dans la ville, et par
conséquent plus salutaire : d'ailleurs la campagne procure des
distractions agréables par la variété des objets qu'elle présente.

qui influe sur le bien-être de la machine. Les affections nerveuses si communes de nos jours, trouvent leur soulagement et leur guérison dans l'exercice, et il n'est pas de meilleur préservatif contre les rechutes, suite ordinaire des maladies, lorsqu'on reste dans le repos et l'inaction.

Les médecins de l'antiquité surent de bonne heure en apprécier l'utilité. C'est par l'exercice qu'Hérodicus médecin célèbre, et précepteur d'Hippocrate, qui le premier fit de la gymnastique une branche de l'art de guérir, rétablit sa propre santé, et malgré la foiblesse de son tempérament parvint jusqu'à l'âge de 100 ans; que Straton se délivra d'une maladie de la rate dont il étoit affligé; qu'Hismonée se guérit d'une foiblesse de nerfs, et que Gallien eut l'avantage d'affermir une santé qui avoit été débile et chancelante jusqu'à l'âge de 34 ans.

Les médecins éclairés de nos jours ne se contentent pas de recourir à ce moyen hygiénique et curatif; ils y suppléent encore dans le besoin, par des frictions sèches, doucement pratiquées sur toute l'habitude du corps.

ÉLOGE

DE BICHAT (*).

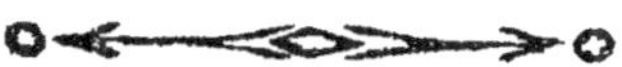

Lorsqu'une Société de médecine naissante s'imposoit l'honorable devoir de consacrer par des éloges les noms des hommes célèbres associés à ses travaux, elle étoit loin sans doute de prévoir que bientôt elle seroit destinée à remplir cette pénible fonction envers l'un de ses correspondans les plus distingués. Ah! si les victimes que la mort frappe, nous inspirent le plus juste intérêt, n'est-ce pas surtout quand ses coups terribles sont dirigés vers ces êtres recommandables dont les jours

(*) C'est en séance publique de la Société de médecine-pratique de Montpellier, et en qualité de son secrétaire général, que l'auteur prononça cet éloge. Il a été bien aise de consigner ici, en témoignage de sa haute estime et de ses regrets, ce foible tribut payé dans le temps à la mémoire du jeune et savant médecin enlevé, comme tout le monde sait, par une mort prématurée, à la science qu'il cultivoit avec tant de succès et d'éclat.

utiles ne furent employés qu'aux progrès de la science et au soulagement de l'humanité souffrante.

Marie-François-Xavier Bichat qui fait le sujet de cet éloge, naquit à Thoirette, département du Jura, le 14 Novembre 1771, de Jean-Baptiste Bichat, docteur en médecine, et de Marie-Rose Bichat.

Au sortir de l'enfance, il fut envoyé au collége de Nantua pour y faire ses humanités, et ne tarda point à s'y faire remarquer par des dispositions heureuses, par son respect pour ses maîtres et son attachement pour ses condisciples.

En 1788 il entra au séminaire de S.ᵗ-Irenée à Lyon, pour y faire sa philosophie.

Dans ces deux maisons il se signala par des succès ; il remporta chaque année des prix au collége de Nantua, et soutint avec éclat à Lyon des exercices publics sur la physique et les mathématiques.

Bichat revient ensuite dans sa famille et reçoit les premiers élémens de l'anatomie sous les yeux d'un père respectable, qui le destinant à sa profession, se voit avec plaisir secondé dans ses desseins par le goût et l'inclination naturelle de son fils. Ils se séparent bientôt après : Bichat retourne à Lyon pour s'y livrer désormais tout entier au nouvel état qu'il vient d'embrasser.

Mais quelle est sa surprise en arrivant ! cette ville que naguère il avoit laissée florissante et tranquille, il la trouve changée en une place d'armes ; ses ateliers sont déserts ; inquiet et agité, l'habitant craint les suites funestes du siége qui le menace, les sciences languissent et sont abandonnées, tous les moyens d'instruction sont paralysés. Comment un tel séjour pourroit-il s'accorder avec l'amour du travail et cet ardent désir d'apprendre qui dominèrent toujours l'âme de Bichat. Il se hâtera de fuir une ville infortunée qui dans peu n'offrira plus à l'œil affligé qu'un vaste champ de désolation et de ruines ; c'est vers Paris qu'il dirigera ses pas, et c'est là qu'il doit trouver auprès de l'immortel Desault, toutes les lumières et les secours nécessaires à son instruction et à son avancement.

Il se trouve d'abord sans appui, sans recommandation, mais il ne tarde pas à s'en faire par son propre mérite. Son assiduité aux leçons de clinique de Desault, son exactitude à faire les pansemens qu'on lui confie, son attention scrupuleuse à suivre les phénomènes des maladies et à les observer, la clarté, la méthode, la précision avec lesquelles il rédige ses observations, son zèle et surtout sa modestie, appellent et fixent sur lui l'attention du chirurgien célèbre de l'Hôtel-Dieu : celui-ci prévoit tout le bien que la science peut retirer un jour d'un tel sujet, et ne s'en tenant pas envers Bichat à de stériles encouragemens, il l'admet chez lui, et dès ce moment l'élève devient inséparable du maître.

Combien de personnes nées avec des dispositions aussi brillantes, à qui il n'a manqué que des circonstances heureuses propres à les faire valoir !

A l'Ecole de Desault, Bichat fit des progrès d'autant plus rapides, que l'amour de son état étoit en lui une passion brûlante qui consumoit toutes les autres.

Mais deux ans se sont à peine écoulés que la mort lui enlève son bienfaiteur et le prive des avantages de son amitié.

Nous ne dépeindrons point l'affliction qu'il éprouva de cette perte. Les bontés qu'il avoit reçues de Desault, l'avoient accoutumé à voir en lui un ami, un père adoptif plutôt qu'un maître; il en avoit été particulièrement chéri et ce grand homme venoit encore de lui donner une dernière marque de son estime, en lui confiant l'honorable fonction de publier les matériaux contenus dans son journal de chirurgie.

Desault trop tôt enlevé à la science qu'il honora par ses talens , en avoit enrichi le domaine de découvertes importantes qu'il se proposoit de rassembler sous un cadre méthodique; il vouloit refondre son journal , présenter en détail et avec plus d'ordre les faits précieux qui y étoient consignés ; mais il falloit pour cela une plume différente de la sienne et un temps qu'il n'avoit pas. Bichat est donc chargé de cette glorieuse entreprise et ce n'est pas sans un travail infini qu'il en vient à bout.

On aura peine à concevoir comment à cette époque il put suffire aux nombreuses occupations dont il étoit surchargé. Il dirigeoit les travaux anatomiques de cent élèves, préparoit lui-même ses leçons, se livroit avec ardeur à l'enseignement et publioit en même temps les œuvres de son maître (*).

Ne craignons pas de dire que même sur quelques points, les idées du disciple dépassèrent celles du maître, soit que l'on considère les changemens utiles qu'il proposa pour

---

(*) Celui qui connoît tout le prix du temps, le multiplie, si on peut s'exprimer ainsi , par l'industrie avec laquelle il sait le distribuer ; c'est ce qui a fait dire à un homme d'esprit que les grands plaisirs changent les heures en momens , mais que l'art des sages peut changer les momens en heures.

la confection du trépan, ou le procédé nouveau qu'il inventa pour la ligature des polipes, ou les modifications qu'il fit à la méthode usitée de Desault, pour la réduction des fractures de la clavicule.

Ces fruits précieux de ses expériences et de ses méditations furent le sujet de divers mémoires que Bichat adressa successivement à la société médicale dont il étoit membre.

Parler de cette association savante et des hommes illustres qui l'ont formée, c'est désigner celui qui fait en ce moment le triste sujet de notre éloge et de nos plus justes regrets.

Bichat avoit senti de bonne heure tous les avantages de ces sociétés où des hommes éclairés se communiquant à l'envi et sans contrainte les fruits de leurs observations, travaillent par des efforts unanimes, à activer les progrès des connoissances humaines et à les perfectionner.

Il fut un de ceux qui conçurent et exécuterent l'utile projet de cet établissement qui, dans la suite et sous le nom de société médicale d'émulation, a merité par tant de titres de la science et de l'humanité.

Après en avoir été l'un des fondateurs, il fut chargé de la rédaction de ses réglemens.

Depuis cette époque, il ne cessa d'en être le partisan zelé ; il lui porta une affection particulière, se montra très-assidu à ses séances, et nul de ses membres ne fut plus exact à lui payer le tribut de ses connoissances et de ses talens.

Parmi les productions précieuses qu'on trouve insérées dans les actes de cette société savante et dont il lui adressa l'hommage, nous remarquerons d'abord son mémoire sur la membrane synoviale des articulations, dans lequel l'auteur s'attache à démontrer le peu de fondement des théories adoptées jusqu'à ce jour pour expliquer par quels moyens la synovie est apportée sur les surfaces articulaires ; il prouve ensuite qu'elle est formée non par sécrétion, ni par transsudation, ainsi qu'on l'avoit avancé sans fondement, mais par une exhalation semblable à celle qui a lieu dans les grandes cavités ; il indique enfin, la disposition générale de cette membrane et sa manière d'être en particulier dans chaque espèce d'articulations mobiles.

Ce travail fit honneur à Bichat par une méthode analytique, par la précision et la justesse dans le raisonnement qui s'y font observer, et fit pressentir ce qu'il seroit capable de faire.

Ce mémoire fut bientôt suivi d'un autre sur
les membranes, qu'il faut considérer comme
le précis d'un traité que l'auteur donna ensuite
sur la même matière, et dans lequel il entra
dans le plus grand développement. Dans ce
traité, Bichat passe en revue toutes les membranes qui entrent dans la composition du
corps : il fait entr'elles divers rapprochemens
et finit par les diviser en plusieurs classes;
division qu'il établit avec fondement, non
sur des attributs extérieurs étrangers, pour
ainsi dire, à la nature de ces organes, mais
plutôt sur leur nature elle-même et leur identité simultanée de tissu, de structure, de
propriétés vitales et de fonctions.

De cette classification méthodique, l'auteur
tire ensuite des inductions utiles pour la
pratique et finit par conclure que des organes
liés entr'eux par leur structure doivent l'être
par leurs affections, et que là où les affections
varieront, les caractères organiques devront
nécessairement varier aussi.

Une circonstance honorable sans doute
pour la mémoire de notre auteur, c'est qu'au
même temps, à des distances très-éloignées et
sans s'être communiqué leurs propres idées,
un savant nosologiste, un praticien célèbre
fondoit sur de pareilles bases sa division des

flegmasies. Ainsi ce que l'un observoit par l'observation auprès des malades, l'autre le découvroit par l'inspection cadavérique, et les recherches habiles de l'anatomiste de Paris confirmoient les vues utiles du Professeur de Montpellier.

Cependant cet ouvrage étonnant dans un jeune homme qui terminoit à peine sa vingt-septième année, lui attira des envieux et des ennemis parmi cette classe d'hommes aux yeux desquels tout mérite étranger est un crime; ils portèrent leur injustice jusqu'à jeter des doutes sur la véracité de l'auteur, jusqu'à l'accuser d'avoir avancé des faits qui n'existoient pas.

Il lui étoit aisé sans doute de repousser des attaques aussi injurieuses; il pouvoit leur répondre avec un célèbre anatomiste Hollandais, *venez et voyez*; il n'avoit publié en effet que ce qu'il avoit appris dans ses fréquentes dissections, que ce qu'il avoit vu et fait voir si souvent à tant d'autres; il n'avoit donné enfin que le résultat de ses recherches et de ses travaux.

Mais toujours aussi incapable de ressentiment envers ses détracteurs qu'exact et vrai dans ses écrits, Bichat se renferme dans un noble silence, et content de faire servir les froides dépouilles des morts à l'instruction des vivans, il médite et prépare une réponse plus digne de lui.

Je veux parler de ses recherches sur la vie et la mort dont il avoit jeté quelques idées dans un mémoire sur les organes symmétriques.

Bichat avoit pensé que pour bien écrire en physiologie, dans l'état actuel où se trouvoit cette science, il falloit réunir la méthode expérimentale de Haller, aux vues grandes et sublimes des Vanhelmont, et des Bordeu.

C'est d'après de tels modèles qu'il composa cet ouvrage qui est divisé en deux parties.

Dans la première, il expose les deux grandes divisions de la vie générale, les différences notables qui distinguent l'être vivant au dehors pour ce qui l'entoure, de l'être existant au dedans pour lui-même, les caractères exclusivement propres à chacune des deux vies secondaires, animale et organique, les lois particulières suivant lesquelles toutes deux commencent, se développent et s'éteignent dans l'ordre naturel.

Dans la seconde partie, que je regarde comme la plus intéressante, l'auteur s'occupe de rechercher comment ces deux vies finissent accidentellement, comment la mort vient en arrêter le cours avant le terme que la nature

avoit fixé pour leur durée; et après avoir
considéré le cœur, les poumons et le cerveau
comme trois organes principaux que leurs
fonctions lient et enchaînent d'une manière
réciproque et nécessaire, il prouve, par des
expériences exactes et curieuses, comment
un de ces trois organes étant essentiellement
lésé, la mort des deux autres et successivement celle de toutes les autres parties en
dérive.

Cet ouvrage remarquable par un style pur
et élégant, par beaucoup d'ordre et de clarté,
par des vues neuves et les traits de génie qui
s'y font admirer, fixa l'attention sur Bichat,
et plaça désormais son nom parmi ceux des
savans les plus distingués.

Mais les envieux de sa gloire ne manquè-
rent point de s'élever contre cette nouvelle
production; ils lui contestèrent la découverte
de la distinction des deux vies qu'il avoit
admise; ils crurent voir les mêmes idées
dans les ouvrages de Buffon, de Barthez, de
Grimaud, seulement reproduites sous une
forme et des noms différens; il n'y eut pas
même jusqu'à ses expériences qu'ils revendi-
quèrent en faveur de Hunter.

Quelqne disposé qu'on puisse être par les
principes d'une saine philosophie à recevoir

avec calme et sans trouble les événemens orageux de la vie, une âme honnête et sensible ne laisse pas d'être affectée des injustices qu'elle éprouve. Bichat ressentoit vivement celle de ses adversaires, il cherchoit alors à adoucir ses peines, soit par le donx commerce de l'amitié, soit en se livrant à de nouveaux travaux.

Ce fut peu de temps après qu'il publia son traité d'anatomie générale, ouvrage recommandable par des applications utiles, des points de pratique discutés avec sagesse et des aperçus qui, dans la suite, seroient devenus des vérités fondamentales.

On vit avec plaisir le soin qu'avoit pris l'auteur d'en bannir ces divisions et ces subdivisions répétées, ces descriptions longues et ennuyeuses, et ce langage souvent inintelligible, défauts trop ordinaires de ces sortes d'écrits et propres à rebuter le jeune élève entrant dans la carrière médicale.

A peine l'anatomie générale étoit-elle publiée, qu'il parut deux volumes de son anatomie descriptive, dernier traité de l'auteur dans lequel on trouve de la richesse dans les faits, un tableau exact et précis des organes, des considérations importantes sur les tissus qui les constituent, et des recherches nombreuses sur les propriétés dont ils jouissent.

Au milieu de ses travaux, Bichat ne négligeoit point l'enseignement dont il fit toujours son occupation favorite.

Il est vrai aussi que personne n'a porté à un plus haut degré tout ce qui assure les succès en ce genre.

Il avoit les qualités qui rendent un Professeur aimable à ses disciples. Ordinairement on ne se plaît que trop à faire devant eux un vain étalage de son savoir, sans se mettre en peine de ce qui en résultera; on fait son devoir avec eux précisément et sèchement, et l'on est pressé d'avoir fait. Pour lui, il leur faisoit sentir une envie sincère de les instruire; toujours à leur portée, il rendoit faciles à entendre les vérités qu'il enseignoit. Fidèle à leur donner le temps promis, il ne profitoit point des accidens qui auroient pu légitimement lui épargner quelque leçon; il se croyoit tenu de la remplacer par une autre.

A ces qualités, Bichat joignoit encore celles qui sont essentielles aux grands Professeurs. Outre des connoissances très-étendues et rares par rapport à son âge, il parloit avec éloquence sur les matières qu'il traitoit; cette éloquence n'étoit pas seulement de la clarté, de la justesse, de l'ordre; c'étoit un feu dans

les expressions, dans les tours et jusques dans
la prononciation.

Bien différent de son maître qui parloit
sans agrément, celui-ci sut embellir jusqu'aux
moindres détails par l'élégance de sa diction.
Il possédoit encore cette heureuse facilité de
s'énoncer que savent apprécier ceux qui se
sont livrés à l'enseigement.

Persuadé que la meilleure méthode d'apprendre étoit celle d'enseigner, on le vit pro-
fesser avec distinction diverses branches de
l'art de guérir.

Anatomiste profond, physiologiste éclairé,
il faisoit marcher de front ces deux sciences
dans l'enseignement, adoucissant par l'une ce
que l'autre a de trop sec et de rebutant.

Il ne faisoit pas ses démonstrations anatomiques sur l'homme seulement, il les étendoit
encore sur les animaux. Son sentiment à cet
égard étoit qu'en comparant attentivement les
différences des parties que cette étude nous
présente, on acquiert des connoissances bien
plus parfaites sur la structure et l'organisation
des corps.

Un autre avantage en résultoit pour ses
élèves, il en prenoit sujet de leur faire admirer la main toute puissante qui opéra tant
de merveilles.

En effet que l'astronome l'aperçoive dans ce beau firmament que l'œil contemple avec étonnement, l'anatomiste la découvre à chaque instant dans la mécanique des animaux soumis à ses recherches; l'un de ces ouvrages annonce l'immensité du souverain être, l'autre son intelligence infinie qui semble dire quelque chose de plus.

Les expériences en tout genre que Bichat entreprit sur les animaux vivans, en lui offrant le spectacle de la nature dans la douleur et le désordre, lui firent naître le projet d'enseigner l'anatomie pathologique, qu'il fut bientôt après en état de réaliser par sa nomination de médecin à l'Hôtel-Dieu.

Cette nouvelle place multiplia ses occupations sans rallentir son zèle.

Exact dans ses visites, le grand nombre de malades qui recevoient ses soins, ne le dispensa jamais de la nécessité de les bien voir.

Il ne lui suffisoit pas d'apporter auprès d'eux cet ensemble de connoissances qui forment le médecin; à l'exemple du divin vieillard, il s'efforçoit d'atteindre les sublimes vérités de notre art, en appliquant l'analyse à l'étude des maladies.

Mais ce seroit peu pour le médecin phi-

par des qualités bien autrement précieuses, celles du cœur.

Docile aux leçons que lui donnèrent de bonne heure des parens tendres et vertueux, sa conduite à leur égard fut constamment celle d'un fils respectueux et soumis. Fidèle aux principes qu'il en avoit reçus, on le vit dans toutes les circonstances se piquer d'une probité exacte et sans reproches.

Naturellement bon et sensible, son cœur étoit fait pour l'amitié; aussi eut-il le bonheur, dans sa vie passagère, de goûter ce sentiment si doux, si délicat que ne connoissent point les âmes dominées par un froid égoïsme et l'amour du vil intérêt. Il disoit souvent et se plaisoit à le répéter que sans les encouragemens donnés par de dignes amis, il n'eût peut-être osé entreprendre tous les travaux qu'il a produits.

Trop généreux pour connoître l'envie, il sembloit s'oublier lui-même pour ne s'occuper que de relever le mérite des autres.

Ennemi de l'intrigue, on ne le vit jamais aspirer par des voies peu honorables aux dignités et aux places; simple et modeste, il étoit bien plus jaloux de mériter les titres que de les accumuler; il savoit d'ailleurs que pour vouloir s'élever on s'expose à faire

des chutes, que trop souvent en courant après
les honneurs on court risque de perdre l'honneur, et l'on pense que des événemens dont
la scène variée du monde renouvelle tous
les jours le spectacle, agissant sur un esprit
sage et réfléchi, tel que le sien, ne durent
pas peu de bonne heure contribuer à le rendre
et plus modéré dans ses désirs et plus réservé
dans ses démarches.

Nous l'avons vu assister assidûment aux
séances de la Société savante dont il fut l'un
des fondateurs, et sa présence y causoit toujours un nouveau plaisir.

Bien éloigné de ressembler à ces hommes
inquiets, fâcheux et difficiles, que la nature
semble avoir tristement condamnés à ne vivre
d'accord ni avec eux-mêmes ni avec les autres,
il se distinguoit surtout entre ses collègues
par des mœurs douces et par cette aménité
de caractère qui resserre les communications
et les rend plus intimes.

Une circonstance essentielle de la vie de
Bichat que nous ne devons point omettre,
c'est qu'il fut toujours considéré et honoré de
ses disciples; la raison en est simple : il étoit
persuadé qu'autant un Professeur se rend
recommandable par une conduite noble et
des sentimens élevés, autant une conduite et

des sentimens opposés le dégradent et l'avilis-
sent ; c'est pourquoi il se faisoit un devoir
rigoureux de ne montrer aux élèves dans sa
personne, rien que d'honnête et de louable.

Il avoit l'art, d'ailleurs, de se concilier leur
affection par des manières obligeantes et par
l'intérêt qu'il prenoit à leurs progrès.

Si nous le suivons dans ces asyles de l'in-
fortune où la mort s'offre à chaque instant
aux regards sous les formes les plus terribles
et les plus multipliées, nous le verrons em-
pressé autour des malheureux qui réclament
ses secours, rassurer les uns et adoucir les
maux des autres par ses discours, essuyer les
larmes lorsqu'il ne pouvoit les étancher,
porter surtout un baume consolant sur les
plaies de l'âme qui se cicatrisent avec tant
de lenteur.

En l'apercevant au milieu de si intéressantes fonctions, on l'eût pris quelquefois
pour timide et irrésolu lorsqu'il n'étoit que
tendre et compatissant. Eh ! qu'on lui savoit
gré de ces marques de sensibilité quand on
connoissoit la source, et qu'il étoit loin de
ressembler à ces médecins peu estimables de
nos jours qui, près de leurs malades, ne
s'occupent que d'eux-mêmes et jamais des
intérêts de ceux qu'ils soignent.

Son âme reconnoissante s'est peinte dans ses écrits; partout il se glorifie d'être le disciple du célèbre Desault, jamais il ne manque une occasion d'en parler, jamais il ne prononce son nom sans lui rendre un hommage; et qu'on ne pense pas que c'étoit pour s'associer en quelque sorte au mérite de ce grand homme et en faire rejaillir une partie sur lui; le style de la tendresse est aisé à reconnoître de celui de la vanité.

O Bichat! au printemps de ton âge la mort cruelle t'a précipité dans la nuit du tombeau, mais tu vivras long-temps sans doute dans la mémoire des savans distingués qui connurent tes talens et les admirèrent; de tes disciples qui t'estimoient et te chérissoient; de ces infortunés sans nombre que tu soulageas dans leurs maux; et le monument élevé en ton honneur, dans le lieu même théâtre de ton zèle et de ton humanité, en attestant la reconnoissance d'un gouvernement qui sut discerner le vrai mérite et le récompenser, transmettra jusqu'à nos derniers neveux, le souvenir touchant de tes vertus et de tes utiles travaux.

F I N.

TABLE
DES MATIÈRES.

FIN de la Table.

A MONTPELLIER,

De l'Imprimerie de J.-G. Tournel, place Louis XVI, N.o 57.

ERRATA.

Page 29 ligne 22 : particulièment, *lis.* particulièrement.

45 ligne 9 : Stork, *lis.* Storck.

66 ligne 6 : qui avoient, *lis.* qui avoit.

83 ligne 3 : spéciques, *lis.* spécifiques.

101 ligne 7 : des différentes excrétions critiques des organes, par où elles ont lieu ; *lis.* des différentes excrétions critiques, des organes par où elles ont lieu,.

143. ligne 13 : succint, *lis.* succinct.

207 ligne 24 : un malade, *lis.* une maladie.

249 ligne 13 : déjection, *lis.* déjections.

259 ligne 9 : *varia*, *lis. varias.*

www.ingramcontent.com/pod-product-compliance
Lightning Source LLC
LaVergne TN
LVHW050252060726

842525LV00002B/294